国家出版基金项目
NATIONAL PUBLICATION FOUNDATION

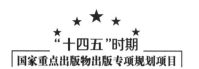

"十四五"时期
国家重点出版物出版专项规划项目

空间生命科学与技术丛书
名誉主编　赵玉芬　主编　邓玉林

加速度生理学

Acceleration Physiology

刘炳坤　马红磊　编著

U0234532

北京理工大学出版社
BEIJING INSTITUTE OF TECHNOLOGY PRESS

版权专有　侵权必究

图书在版编目（CIP）数据

加速度生理学 / 刘炳坤, 马红磊编著. -- 北京：
北京理工大学出版社, 2023. 1
（空间生命科学与技术丛书）
国家出版基金项目"十四五"时期国家重点出版物
出版专项规划项目
ISBN 978 - 7 - 5682 - 9126 - 2

Ⅰ. ①加… Ⅱ. ①刘… ②马… Ⅲ. ①加速度生理影
响 Ⅳ. ①R852. 21

中国版本图书馆 CIP 数据核字（2020）第 189780 号

出版发行 / 北京理工大学出版社有限责任公司
社　　址 / 北京市海淀区中关村南大街 5 号
邮　　编 / 100081
电　　话 / (010)68914775(总编室)
　　　　　(010)82562903(教材售后服务热线)
　　　　　(010)68944723(其他图书服务热线)
网　　址 / http://www.bitpress.com.cn
经　　销 / 全国各地新华书店
印　　刷 / 三河市华骏印务包装有限公司
开　　本 / 710 毫米 × 1000 毫米　1/16
印　　张 / 7.5　　　　　　　　　　　　　责任编辑 / 孙　澍
字　　数 / 150 千字　　　　　　　　　　　文案编辑 / 孙　澍
版　　次 / 2023 年 1 月第 1 版　2023 年 1 月第 1 次印刷　　责任校对 / 周瑞红
定　　价 / 49.00 元　　　　　　　　　　　责任印制 / 李志强

图书出现印装质量问题，请拨打售后服务热线，本社负责调换

《空间生命科学与技术丛书》
编写委员会

名誉主编：赵玉芬

主　　编：邓玉林

编　　委：(按姓氏笔画排序)

马　宏　　马红磊　　王　睿

吕雪飞　　刘炳坤　　李玉娟

李晓琼　　张　莹　　张永谦

周光明　　郭双生　　谭　信

戴荣继

前　言

生活在地球上的人类和其他生物体，在世代的进化过程中已完全适应了 $1g$ 的重力环境。当生物体处于匀速直线运动时，不会产生任何不良反应和不适感觉。但是，如果动力状态发生了变化，即有了加速度运动时，必将引起生物体相应的改变。例如，宇宙飞船发射时，人体会受到火箭所产生的加速度作用；而在返回地面时，由于空气阻力的作用而减速，人体又受到减速度的作用。为了确保人的飞行安全，必须使得这种加速度负荷不能超过人的生理极限。加速度生理学就是研究在加速度运动环境中机体的生理反应变化规律的一门学科。其根本任务是，研究在加速度的作用下，机体的生理反应、耐受限度、损伤标准及相应的防护措施，目的在于确保人的安全。

本书梳理了国内外有关航空航天医学、重力生理学、损伤生物力学等最新研究资料、NASA 的人－机系统整合标准等相关内容以及作者多年来从事加速度问题研究的相关经验，系统地介绍了加速度对人体的影响、人的耐受性、损伤评估准则及相应的防护措施等内容。本书可作为从事航空航天救生医学研究及损伤生物力学研究的科研人员、工程师的参考书，也可作为相关专业本科生、研究生的教材使用。

本书共 6 章。第 1 章主要介绍加速度生理学的定义、研究内容和研究方法；第 2 章主要介绍几个重要概念和名词术语；第 3 章详细介绍持续性直线加速度的生理效应与防护；第 4 章主要介绍持续性旋转加速度的生理效应、耐力和防护措施；第 5 章详细介绍冲击性直线加速度的生理效应、耐受性、损伤标准、防护措施、建模与仿真、医学评价等内容；第 6 章介绍冲击性旋转加速度的生理效应、耐受限度和防护措施。

除作者团队肖艳华老师、祝郁老师、王健全博士、马红炜主任、李富柱教授也参与了本书的部分编写工作，对此表示真诚的感谢。同时，本书在编写过程中得到中国航天员科研训练中心领导的大力支持和帮助，得到航天员科研训练中心老一辈科学家刘光远教授、庄详昌教授、沈羡云教授、成自龙教授、薛月英教授的指导和帮助，书中还吸收了付文文同学在硕士研究生期间的部分研究成果，在此一并表示衷心的感谢。

由于作者水平有限，书中难免出现疏漏，在此恳请读者批评指正。

编著者

目　录

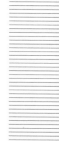

第 1 章

绪　论

|1.1 加速度生理学的定义|

在物理学中，加速度是指物体运动速度的变化，是一个有数量和方向的向量。例如，飞行器在飞行中受到推力、阻力、升力的作用，使得运动速率或方向变化，或者二者同时变化，即产生加速度。因此，在飞行器中的乘员就会受到加速度的作用，从而对人体产生不同的效应。例如，中等程度的加速度，作用时间较长，影响人的循环系统，持续时间在 3 s 以上可产生缺氧效应；当加速度高于一定阈值时，严重影响血液循环系统，产生视觉障碍（黑视）或意识丧失（G－LOC）；当加速度值较高，而作用时间短的情况下（0.2 s 以下），突然作用，可引起人体组织结构破裂。加速度生理学就是研究加速度作用的生理效应、机制及防护措施的科学，它是航空、航天医学的基础，在确保飞行员或航天员的生命安全和身体健康等方面具有重要作用。在地面上，汽车、火车碰撞事故中也涉及加速度对驾驶员或乘员的伤害问题，因此加速度生理学的研究对于保护地面乘员的安全也具有重要价值。

|1.2　加速度生理学的主要研究内容|

1. 加速度的生理效应与机制

研究持续性加速度对心血管系统、呼吸系统、脑功能、视力的影响与机制；研究冲击性加速度的生理效应、损伤与机制等。

2. 人对加速度的生理耐限

研究判定人体对加速度的耐力评价指标；研究影响加速度耐力的因素；明确人体生理耐限及其判定标准。

3. 防护措施

研究提高耐力和工作能力的防护措施，包括个体防护装备（座椅坐垫及束缚系统）、缓冲装置、对抗性生理动作等。

|1.3　加速度生理学的研究方法|

研究加速度对人体的影响及验证防护措施的有效性离不开试验研究。在加速度量级不很高的环境中，可以开展以真人为试验对象的研究；当加速度的量级较高时，有可能造成人体损伤。因此，这种情况下不允许开展真人的试验研究，但是通常采用以动物为试验对象的研究，以明确加速度对机体造成的损伤程度和敏感部位，探讨损伤的机理。然而，以动物为试验对象的研究获得的生理耐限数值外推应用到人时，应特别慎重考虑，不可以直接使用，因为人体和动物在组织结构和生物力学特性方面存在较大差异。随着计算机技术的发展，通过建立人—机系统的动力学模型，通过仿真分析的手段，明确人体对加速度的反应特点，预测人体损伤的部位及损伤程度，以及通过防护装备的优化设计来提高人体的耐力。

1.3.1　动物试验

通常利用动物试验研究较高量级的加速度作用下机体的生理反应、损伤部位、损伤程度和损伤的机理。一般常用的动物偏向于体型较小的动物，如兔子、小型猪、狗、猕猴等。因为不同种类的动物在解剖结构和组织器官的生物力学特性方面存在明显不同，因此其对加速度的生理反应和损伤程度的差异较大，所以利用动物试验得出的结果在生理反应和损伤机制的认识方面有一定的参考价值，但是所得出的损伤阈值不能直接应用到人。相对来说，猕猴的解剖结构和组织器官的生物力学特性方面和人类具有相似性，通常用于损伤性的研究中，但是耐限的数值也不可以直接推算到人，需要谨慎的科学的推理。有研究指出，受试的动物对抗加速度的能力与其本身的质量成反比。例如，鼠类只能承受 $15g$ 的加速度 10 min，超过 $20g$，就会死亡；人耐受头—盆方向的加速度仅 $4 \sim 5g$，时间 10 s 左右。

1.3.2 人体试验

志愿者试验中，加速度量级一般控制在引起疼痛阈值以下进行。志愿者对加速度的生物力学响应的测量方面也存在问题，在感兴趣的部位可能无法安装和固定传感器，如头部质心位置加速度的测量，只能在体表安装和固定传感器，也无法做到刚性固定，一般采用固定带束缚固定传感器。如果传感器安装不规范或有松动，则会产生较大的测量误差。随着测量技术的发展，数字高速摄影技术可以被用来测量人体上感兴趣标志点的位移、速度和加速度。此外，还要特别注意，志愿者对加速度的生理反应受到多种因素的影响，如年龄、性别、身高、体重、身体素质等。因此，在志愿者试验前应选择合适的目标人群进行试验研究，如在研究航空弹射加速度对人体影响的试验中，就应该选拔具有合适身高、体重的青年男性的健康志愿者参与试验，只有这样，所获得的数据才有针对性，才有应用价值。

1.3.3 仿真与建模

由于实际研究中难以无创地检测人体在加速度作用下的多种参数及动态变化，而且费用较高，难以获得大量数据，因此数字仿真的方法为其提供了一个新的观测窗口。运用建模和仿真的方法研究加速度的生理效应和防护的方法，有助于揭示各种防护手段的作用机理；有助于优化防护装备；有助于载荷耐力的评估以及飞行员或航天员的地面模拟训练等。由于持续性加速度往往引起人体血液动力学的改变，因此仿真模型应为分布式的多元模型，其中应包括心脏、脑部、胸部、腹部和肢体部分；应当考虑模拟过载时颈动脉血压下降所引起的生理反馈补偿机制的作用，应当包含心律反馈控制和血管弹性反馈控制的作用；应当考虑眼部的模拟，所建立的模型应包含眼内压和载荷的作用关系。

由于冲击性加速度往往引起组织器官的破裂、骨折等损伤。因此，人体对冲击性加速度响应的建模和仿真经过了多年的研究和发展，人体有限元模型得到了普遍应用。在汽车碰撞被动安全领域，Hybrid Ⅲ 有限元数字仿真假人已经得到广泛应用，同时 Hybrid Ⅲ 物理假人也广泛应用于汽车碰撞安全性评价和驾驶员束缚系统的研发和优化。随着现代生物力学理论和技术的发展，具有人体解剖学详细结构和逼真生物力学性质的数字假人和物理假人将被研发出来，无论在汽车碰撞安全领域，还是在航空、航天领域都将发挥更大的作用。

1.3.4　常用大型试验设备

1. 离心机

载人离心机是航空航天医学专用大型地面实验设备（图1-1）。离心机一般由中央转台、旋臂和吊舱构成。其工作原理：当旋臂绕固定轴旋转时产生的惯性离心力提供可变重力场，以模拟飞机机动飞行和飞船起飞、返回阶段出现的持续加速度环境。通过调整受试者体位，可使其受到不同轴向的加速度作用；调整控制系统，可产生不同 G 值、G 增长率和作用时间的加速度。

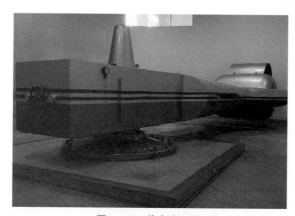

图1-1　载人离心机

现代大型离心机的主要用途：研究持续性加速度对人体的影响及其机制；对飞行员、航天员进行医学选拔和训练；进行飞行员、航天员所使用装备（如抗荷服、航天服、救生及其他生命保障系统等）的评价试验等。典型载人离心机的主要性能参数：最大 G 值为 $20g$；精度为 $\pm 0.05g$；G 增长率为 $1 \sim 10g/s$。

离心机的半径越大，角速度和科里奥利加速度的影响越小，沿受试者身体纵向各部分的 G 梯度也越小，但所需要的动力较大。一般载人离心机半径为

5~8 m，大型载人离心机半径可达 15 m，最大 G 值可达 $40g$，G 增长率可达 $10g/s$，吊舱能做三个自由度转动，用电子计算机控制，可以模拟高性能战斗机特技飞行及航天时各种加速度的综合作用。在试验中可用电视、心电图、脑电图、耳脉搏、X 射线等观察和记录受试者的生理/心理反应。

动物离心机主要用于开展持续性加速度生物学效应的动物试验研究。其工作原理与载人离心机相同。一般动物离心机半径为 1~2 m，最大 G 值可达 $20g$，G 增长率可达 $10g/s$。

2. 冲击塔

冲击塔能在严格控制条件下，让落体（包含人体）以一定的速度跌落在不同的介质上或采用水刹车技术使其减速停止，在此过程中产生冲击过载。冲击塔一般由高十几米至三四十米直立钢架、台面、提升机构、制动装置和控制记录系统等组成（图 1-2）。典型冲击塔的性能指标：冲击加速度峰值 5~80g；G 增长率 500~3 500g/s；作用时间 20~200 ms；冲击波形为三角波、半正弦波、锯齿波及梯形波等。

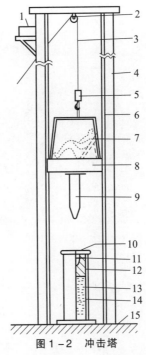

图 1-2　冲击塔

1—操作台；2—滑轮；3—钢丝绳；4—钢塔架；5—吊钩及开钩装置；6—导轨；7—受试者；

8—台座；9—锥形撞杆；10—塑料膜片；11—锥形水穴；12—筒体；13—水；

14—定径孔（可调）；15—地面（隔振基础）

3. 转椅

转椅设备可以建立旋转环境，提供对人体前庭器官的刺激，主要用于航天运动病机理研究、人体对旋转的生理反应及防护研究，以及航天员前庭功能选拔和训练试验。多功能座椅在绕垂直轴做水平旋转的同时，还可以绕其他两个轴做前后俯仰摆动和左右滚转摆动。该多功能转椅设备由座椅系统、液压驱动系统、静压支撑系统、电控系统和引电环等组成。其主要技术指标如下：旋转角速度（0°～300°）/s；角加速度（0.01°～30°）/s²；正弦式水平摆动5°～180°，摆动频率0.01～0.3 Hz；前后俯仰摆动和左右滚转摆动0°～40°，摆动周期4～20 s可调。

4. 拟人试验装置

标准化的碰撞试验（冲击加速度）要求使用精确定义的、经过验证的试验装置。拟人试验装置（Anthropomorphic Test Devices，ATD）（也称为假人）是碰撞试验中作为人的替代品而使用的机械装置，拟人试验装置能够在可能造成人体伤害的碰撞试验中测量载荷参数。假人由钢、铝（模拟骨骼）、聚合物（关节和皮肤）、泡沫材料（肌肉）等制成，其上装有多个加速度传感器和力传感器、位移传感器，以记录冲击过程中人体关键部位的加速度、力、变形等情况。

历史上所研发的第一个假人是使用在航空工业上，是为了检测降落伞和弹射座椅的性能而研制的。在汽车工程中，假人用于新车认证试验以及检测和评估安全设备（如安全气囊、安全带等）对车内乘员的保护特性。在载人航天领域，假人作为乘员替代品参与返回舱着陆冲击试验，以检验返回舱着陆缓冲系统的性能和评价乘员在着陆冲击过程中的安全性。

国外标准碰撞试验法规中采用的拟人试验装置，需要满足如下要求：

（1）人体测量学指标和生物力学上的逼真度。假人应该重现人的尺寸、体重、体重分布、转动惯量和人体姿态。此外，还要重现人体在碰撞时的生物力学响应特性。例如，第50百分位的成年男性假人是建立在20世纪60年代美国人体测量数据基础上的（身高1.75 m，体重78.2 kg），是在汽车碰撞试验中最常使用的假人。还有一些其他类型的假人，如第5百分位的女性假人（身高1.510 m，体重49.1 kg）、第95百分位男性假人（身高1.873 m，体重101.2 kg）及3岁、6岁和10岁儿童假人。这些假人在生物力学上的逼真度必须与尸体和志愿者试验中取得的数值相比较评估。

（2）测量仪器。碰撞试验假人应对测量参数敏感，允许对与损伤或损伤机理相关的参数进行测量。

（3）可重复性和耐用性。假人试验必须能够持续地记录用于随后评估的数据，即使在试验中超出了临界极限值，假人也不能损坏。可重复性和再现性要求假人必须被定期校准。

（4）易于操作和调整姿势。

到现在为止，虽然已经研发出二十多种假人，但是并不是所有的假人都包含在官方的法规范围内。表1-1给出了假人的概况。目前，比较常用的假人及仿真模型如图1-3所示。

表1-1　假人及其应用领域

应用	假人类型
前碰撞试验	Hybrid Ⅲ家族、THOR
侧碰撞试验	Euro-SID，Euro-SID2，SID，SID-HⅢ，SIDⅡs，Bio-SID，World-SID
后碰撞试验	BioSID，RID2
行人碰撞	POLAR
儿童假人	P0，P3，P6，P10，Q-dummy，CRABI
安全带测试	TNO-10

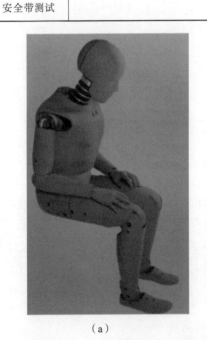
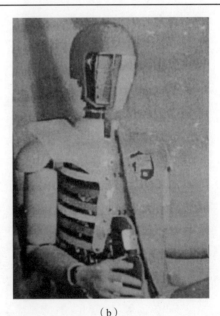

（a）　　　　　　　　　　　（b）

图1-3　几种典型试验假人及仿真模型

（a）Hybrid Ⅲ假人；（b）THOR假人

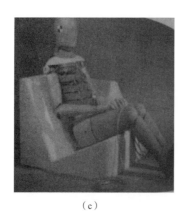

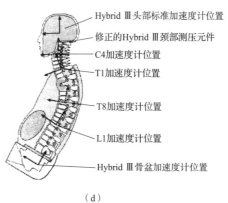

Hybrid Ⅲ头部标准加速度计位置
修正的Hybrid Ⅲ颈部测压元件
C4加速度计位置
T1加速度计位置
T8加速度计位置
L1加速度计位置
Hybrid Ⅲ骨盆加速度计位置

（c）　　　　　　　　　　　　　　　（d）

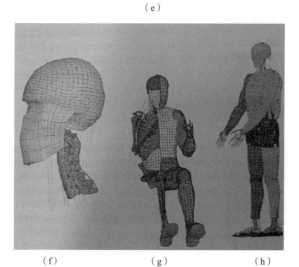

（e）

（f）　　　　　　（g）　　　　　　（h）

图 1-3　几种典型试验假人及仿真模型（续）

（c）国际侧碰撞假人；（d）后碰撞假人；（e）人体多体仿真模型；

（f）头颈部有限元模型；（g）坐姿人体有限元模型；（h）站姿人体模型

第 2 章

基本概念和术语

|2.1 加速度的定义及分类|

2.1.1 定义

1. 直线加速度

直线加速度指速率变化而方向无变化的加速度，即

$$a = \lim_{\Delta t \to 0}\left(\frac{\Delta V}{\Delta t}\right) \qquad\qquad (2-1)$$

飞机或航天飞机在起飞、着陆及飞行中加速时产生直线加速度。

2. 角加速度

角加速度指单位时间内角速度的变化率（(°)/s）。飞机在作横滚、螺旋飞行或弹射后产生快速旋转时，飞行员可受到角加速度的作用。

3. 径向加速度

径向加速度指运动速率不变仅方向变化或二者同时变化的加速度。径向加速度与线速度的平方成正比，而与转弯半径成反比。飞机在转弯、盘旋或作其他机动飞行时产生径向加速度。

4. 科里奥利加速度

物体在作圆周运动时，有沿旋转半径的方向发生移动或在旋转平面相垂直的另一个平面上有补充旋转的情况下产生科里奥利加速度。飞机盘旋时改变坡度，或做螺旋、横滚、斤斗等特技动作时，飞行员同时作低头弯腰可受到这种加速度的作用。

2.1.2　分类

2.1.2.1　按照作用时间划分

1. 持续性加速度

持续性加速度指加速度作用时间在 0.5 s 以上持续作用的加速度。例如，现代高性能飞机机动飞行的过载在 $6g$ 以上，持续时间在 15 s 以上称为高 G 值持续性加速度。

2. 冲击性加速度

冲击性加速度指加速度作用时间在 0.5 s 下的加速度。例如，从飞机中弹射、开伞和着陆可受到这种加速度的作用。

2.1.2.2　以加速度作用方向划分

1. 正加速度

加速度的作用方向沿人体纵轴（Z 轴），方向指向头部称为正加速度（正 G），生理学上用 $+G_z$ 符号表示，因为惯性力的方向和加速度的方向相反，所以过载方向为从头指向足部，眼球向下运动。

2. 负加速度

与正加速度相反，生理学上用 $-G_z$ 符号表示。

3. 横加速度

加速度方向沿矢轴（X 轴）由背指向胸称为前向加速度（$+G_x$），眼球向后运动；反之称为后向加速度（$-G_x$），眼球向前运动。

4. 侧向加速度

加速度方向沿侧轴（Y 轴）从左侧指向右侧称为左侧向加速度，用 $+G_y$ 符号表示，眼球向左运动；反之，称为右侧向加速度，用 $-G_y$ 符号表示。

以上所述人体加速度和惯性力（或称超重）的方向如图 2 – 1 所示。

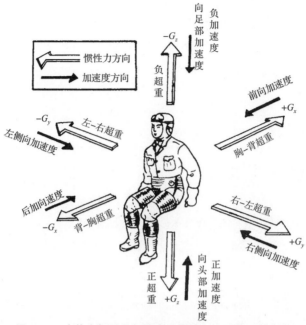

图 2 – 1　人体坐标系及加速度和惯性力（过载）的方向

|2.2　加速度引起的生理效应|

根据加速度引起的生理效应作用时间长短，可划分为持续性加速度和冲击性加速度。这两类加速度对人体产生的生理效应不同，大致分为三类，即冲击效应、液压效应和缺氧效应（图 2 – 2）。

2.2.1　冲击效应

加速度 G 值高，作用时间短（通常小于 0.2 s），突然作用（加速或减速），引起人体组织撕裂、骨折、器官破裂等损伤，在医学上称为机械性损伤。

2.2.2　液压效应

加速度值高于黑视阈值，作用时间大于 0.2 s，影响血液循环系统，惯性力使得血液流体静压增加，影响人体血压分布，组织器官出现缺血性反应。

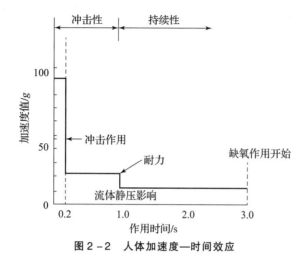

图 2-2 人体加速度—时间效应

（资料来源：Stapp J P, Human tolerance to deceleration, American Journal of Surgery, 1957, 93: 734-740）

2.2.3 缺氧效应

中等程度的加速度，作用时间较长，影响人的循环系统，持续时间在 3 s 以上可产生缺氧反应。

|2.3 影响加速度效应的因素|

影响加速度效应的因素很多，主要取决于惯性力作用的强度、持续时间、增长率、身体承受的范围和部位、作用方向等。

2.3.1 强度

通常用加速度值与重力加速度值（9.8 m/s²）的倍数表示加速度的大小，表示对人体的作用强度。生理学上通常用惯性力（或过载）与重力的比值表示加速度作用的强度，它和前者加速度的表示方法，数值是一致的。惯性力是重力的几倍，就称为几个 g。一般来说，G 值越大，影响越严重。

2.3.2 持续时间

持续时间越长，影响越严重。例如，$+5\ G_z$ 持续作用 2~3 s，对人体无害，而 $+5\ G_z$ 持续作用 $5\sim 6\ s$ 可引起黑视，甚至意识丧失。

2.3.3 增长率

增长率为惯性力的最大峰值与上升到该值所经历的时间的比值。增长率越高，表示达到惯性力峰值的时间越快，机体来不及发挥代偿作用，因此影响越严重。例如，飞机机动飞行时，G 增长率在 $2g/s$ 以下，随着 G 值的增加，对飞行员影响的程度逐渐加重，可能一次产生灰视、黑视、意识丧失；增长率达到 $3\sim 10g/s$ 时可马上出现意识丧失。

2.3.4 身体承受的范围和部位

惯性力作用的范围越广，对机体产生的危险性越小。例如，在冲击加速度作用时，宽的限动带比窄的更为安全和舒适。航天中使用赋型缓冲减震坐垫，以增加人体和坐垫之间的接触面积，使得发射或返回期间的加速度作用力分布在较大的范围，这样可以降低过载作用的不利影响。力施加在头部比作用于其他部位造成的伤害更为严重，因此在加速度作用期间应避免发生头部碰撞，或者加强头部的保护。

2.3.5 作用方向

惯性力的方向不同，生理效应有很大差别。持续性正加速度主要引起血液转移。人体主要大血管与身体长轴平行，当加速度（或惯性力）方向与身体长轴一致时，后果最严重。此外，惯性力的指向也是重要的，指向头部（负加速度）影响较严重，指向足部（正加速度）影响次之。例如，飞行员能耐受 $+4\sim 6\ G_z$ 的正加速度 $3\sim 5\ s$ 不发生黑视，而对 $-3\ G_z$ 负加速度作用则会引起红视觉症状，对 $+15\ G_x$ 作用仅出现轻度不适。

|2.4 损伤标准、损伤等级和损伤风险|

2.4.1 损伤标准

损伤标准（Injury Criteria）是评价事故载荷的严重性和和损伤风险的重要工具。损伤标准将物理参数（如加速度、力、变形等）和身体某一个部位遭受某种形式伤害（如脑震荡、骨折）的可能性联系起来。它一般是以试验数据结合经验证据得来的。由于可能造成人体损伤的真实人体试验是不可能进行的，所以这些标准的形成和验证需要利用外推法与长时间的逐步推断过程。例如，头部损伤标准 HIC，作为头部碰撞加速度的量度，对于第 50 百分位的男性要求 HIC_{36} 不能超过 1 000。

2.4.2　损伤等级

损伤等级是为了研究交通损伤而建立的。依据医学诊断，损伤等级将各种类型的损伤程度加以定义。最常使用的损伤等级是 1971 年制定的简明损伤等级（AIS）（表 2 – 1），汽车医学发展协会（AAAM）定期对这个损伤等级进行修订和更新。AIS 是一个以解剖学为依据的、全面的损伤严重性评定标准。AIS 分为 AIS0 ~ 6 共 7 个等级来评定人体各个部分的损伤严重性。AIS 越高表示对生命的危险性越大。

表 2 – 1　简明损伤等级

AIS	损伤程度
0	无损伤
1	轻伤
2	中度伤
3	重度伤
4	严重伤
5	致命伤
6	目前医学上无法救治

值得注意的是，AIS 不是线性比例关系，即 AIS1 和 AIS2 之间的差别与 AIS5 和 AIS6 之间的差别是不可比的。因此，计算平均 AIS 值是没有意义的。对于一个具有多处损伤的人，通常用最大 AIS 值（MAIS）描述总体损伤的严重性。MAIS 代表某人在身体任何部位承受的最大 AIS 值，即使这个人在身体的不同部位承受了几个同样严重的损伤。例如，一个汽车乘员的头部和腿部承受了 AIS2 损伤，而没有更高等级的损伤，则 MAIS 是 2 级。

为了更好地评估多处损伤的人，损伤严重性评分（ISS）也经常被使用。ISS 区别 6 个不同的身体部位，即头颈部、面部、胸部、腹部、包括骨盆的下肢、身体外部（如烧伤、擦伤、磨伤、压伤，与发生的身体部位无关）。首先，对每个身体部位确定一个 AIS 值，然后用 3 个最严重损伤部位的 AIS 值的平方和来计算 ISS 值。因此，最小的 ISS 值为 0，最大的 ISS 值为 75。如果有一个 AIS6，则 ISS 为 75。ISS 大于 15 就认为是较严重的损伤。

2.4.3　损伤风险

损伤风险即指损伤载荷超过某一值时，发生特定损伤的概率。在损伤生物实验室中通常用真人替代品来做试验以确定人体的生物力学响应和响应的损伤耐受性水平，从而建立损伤风险函数。为了确定损伤风险曲线，必须使用一些基本的统计方法，用得较多的是最大可能性法、累积频率分布和威布尔分布等。将试验结果转换成损伤风险函数时可能产生各种问题，需要特别注意以下情况：①试验数量少；②人体和真人替代品在生物力学响应方面的差异；③试验人群和存在损伤风险的真实世界的人群之间的差异；④不同的试验者在不同的试验条件下得到的数据差异；⑤大量可能的损伤机理以及可能发生的损伤。

第 3 章

持续性直线加速度的生理效应与防护

|3.1 持续性直线加速度的主观反应|

3.1.1 正加速度（+G_z）的主观反应

正加速度（+G_z）的主观反应如表 3 − 1 所示。

表 3 − 1 　+G_z 的主观反应

G 值	主观反应
+1 G_z	地面生活条件下经常受到的地心引力作用
+2 G_z	重量增加，感到身体对座椅的压力增加；颜面及软组织下垂
+2.5 G_z	自己很难从座位上站起来
+3 ~ 4 G_z	不能从座位上站起来，四肢运动困难。3 ~ 4 s 后视觉模糊，逐渐发生灰视
+4 ~ 5.5 G_z	视力完全丧失，但仍有听力及定向能力。在 10 s 内症状发展到高峰。6 ~ 10 s 后，代偿机制可克服视觉障碍。如果作用力停止，视力在 3 ~ 5 s 内恢复。暴露于 +5 G_z，4 min 主观上可以耐受

G 值	主观反应
$+4.5 \sim 6\ G_z$	约 5 s 后出现黑视，约 6 s 后出现听力丧失及意识丧失。意识丧失的失能时间平均为 15 s。约 50% 的人在意识丧失期间或以后阶段出现中等至严重程度的抽搐，常伴有噩梦，偶尔出现感觉异常及精神紊乱。一般无疼痛，但是下肢紧张及充血并伴有痉挛及麻刺感，吸气困难，在加速度停止后要经过 15 s 以上恢复期，在此期间仍有对时间及空间的定向障碍
$+7 \sim 10\ G_z$	出现的反应更大，如增长率很高，G 值进一步增加，可立即晕厥

3.1.2　负加速度（$-G_z$）的主观反应

负加速度（$-G_z$）的主观反应如表 3 – 2 所示。

表 3 – 2　$-G_z$ 的主观反应

G 值	主观反应
$-1\ G_z$	感觉与人倒立时相同，颜面潮红及充血
$-2\ G_z$	眼似为砂子所迷，头部发胀，头颈部软组织充血难以耐受
$-3\ G_z$	眼球似要蹦出，严重头痛，在 5 s 后出现红视，在 $-3\ G_z$ 以上，一般人不能耐受
$-5\ G_z$	作用 5 s 为耐受极限，绝大多数人达不到此限度

3.1.3　前向加速度（$+G_x$）的主观反应

前向加速度（$+G_x$）的主观反应如表 3 – 3 所示。

表 3 – 3　$+G_x$ 的主观反应

G 值	主观反应
$+2 \sim 3\ G_x$	体重及腹部压力增加。眼聚焦稍感困难，空间定向轻度障碍，随着经验增多困难减少，$+2\ G_x$ 情况下人至少可耐受 24 h
$+3 \sim 6\ G_x$	$+4\ G_x$ 情况下人至少可耐受 60 min，$+6\ G_x$ 情况下人可耐受 5 min，胸部逐渐发紧，胸疼痛。头部抬高时，周围视力丧失，呼吸及说话困难，视觉模糊，眼聚焦费劲

G 值	主观反应
$+6 \sim 9\,G_x$	胸痛增加，呼吸困难，周围视力进一步降低。视觉模糊加重，偶尔出现管状视，眼聚焦更加费劲，偶尔流泪。在 8 G_x 时，腿、臂不能抬起。在 $+9\,G_x$ 时不能抬头
$+9 \sim 12\,G_x$	呼吸严重困难，胸痛增加，显著疲劳。头部抬高时，产生周边视力丧失，中心视力降低，流泪
$+15\,G_x$	呼吸和说话极其困难，严重胸痛，触觉丧失，视力完全丧失（头部抬高时）

3.1.4 后向加速度（$-G_x$）的主观反应

后向加速度（$-G_x$）的主观反应如表 3 – 4 所示。

表 3 – 4 $-G_x$ 的主观反应

G 值	主观反应
$-6 \sim -8\,G_x$	与 $+G_x$ 的主观反应相似，但由于作用力相反，症状有所减轻，因此呼吸较容易，身体压向固定带，在约 $-8\,G_x$ 时产生疼痛和不适。由于头向前倾，大脑血液动力学效应与 $-G_z$ 时相似。在 $-6 \sim -8\,G_x$ 时视物变形，由于身体有被推出座椅的趋势而产生不安全感

3.1.5 侧向加速度（$\pm G_y$）的主观反应

侧向加速度（$\pm G_y$）的主观反应如表 3 – 5 所示。

表 3 – 5 $\pm G_y$ 的主观反应

G 值	主观反应
$\pm 3\,G_y$	作用 10 s 有不适感，身体压向固定系统。感觉锁骨在支持全身重量，髋骨和腿随惯性力移动。头向肩的方向偏斜和旋转，下肢部充血及疼痛
$\pm 5\,G_y$	作用 14.5 s，体表出血，试验后严重头痛

|3.2 持续性直线加速度的生理效应|

3.2.1 正加速度（ $+G_z$ ）的生理效应

3.2.1.1 $+G_z$ 对心血管系统的影响

1. $+G_z$ 对体循环的影响

1）体循环动脉压的变化。

$+G_z$ 对心血管系统影响的核心是流体静压问题。人体的心血管系统是一个充满血液的密闭系统，在重力或惯性力的影响下，不同部位的静水压不同。正常成年人全身的血量约为 5 L，若使心脏暂时停止泵血并尽量消除重力的影响（平卧姿态），这些血液在整个心血管系统中大约可以形成 0.93 kPa（7 mmHg）的平均充盈压。动脉系统的零静压参考点在膈肌下几厘米处，由于 $+G_z$ 的作用，下肢动脉压升高，可能使其稍向上移，加之习惯在相当于心脏水平的上臂肱动脉处测量血压，所以一般将零静压参考点定位于主动脉根部、第三肋间的胸骨柄处。由于静脉系统的管壁薄，弹性小，血压低，因此其零静脉压参考点在膈肌下 7~8 cm 处，一般定位于右心房水平。

在 $+G_z$ 作用下，静水压效应使得动脉血压发生如下变化：心脏以上部位的血压降低，心脏以下部位的血压升高，仅心脏水平的血压基本上维持不变。$+G_z$ 作用下，距离心脏 H 部位的动脉血压 P 可用下式表示：

$$P = Pc - (0.098\rho GH\cos\alpha) \tag{3-1}$$

式中：P 为距离心脏 H 距离的动脉压（kPa）；Pc 为心脏水平的动脉压（kPa）；0.098 为转换系数；ρ 为平均血压密度，$\rho = 1.060$；G 为过载值；H 为待测部位与心脏主动脉弓之间的距离，头向为正，反之为负（cm）；α 为座椅椅背的后倾角（°）。

假设人的眼、足到心脏的距离分别为 30 cm 和 75 cm（坐姿），$+1G_z$ 时心脏水平动脉压为 16 kPa（120 mmHg）。按照上式计算；在 $+1G_z$ 作用下，人眼水平动脉压降低到 13.01 kPa（98 mmHg）；在 $+6G_z$ 作用下，人眼水平动脉压降低到 -1.6 kPa（-12 mmHg）；足底水平的动脉压分别提高到 23.33 kPa（175 mmHg）和 60.12 kPa（450 mmHg）。

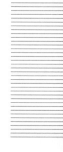

2）体循环静脉压的变化

流体静水压对静脉压的影响机制与上述相同，但因静脉系统的管壁薄，容量大，并且在下肢静脉中还有能防止血流倒流的瓣膜，其变化稍复杂些。零静压参考点以上的静脉中出现较大的负压时，管腔可能被周围组织压陷而将血流阻断。在 $+G_z$ 增加时，颈静脉压降低，而下肢静脉压升高。

3）血量分布

在 $+G_z$ 作用时，静水压效应立即引起全身血液分布改变。随着 G 值的增加，血液向下肢转移。有人测得，坐姿人的小腿容积，在 $+2.5\ G_z$ 时比 $+1\ G_z$ 时增加 31 mL。当下肢静脉充盈增加时，毛细血管处的跨壁压差也增加，导致血液渗出到周围组织间隙中。试验测得，持续处于 $+4\ G_z$，每分钟约有 200 mL 液体渗出。下肢血液潴留增加，减少循环血量，使得心脏充盈和回心血量减少，导致心搏量下降，这不利于心脏发挥代偿功能。

4）各部血流

（1）对心输出量的影响。在 $+G_z$ 作用时，机体的心搏量将受到明显的影响。研究表明，在 $+4\ G_z$ 作用时心搏量减少近 50%，由于心律的加快才使得每分钟心输出量不至于减少过多。心搏量的减少对血压的维持增加了困难，对维持头部血压不利。

（2）对头部血流的影响。人的头部处于身体的最高位置，它的血液供应最容易受到 $+G_z$ 的影响。但是，由于有颅骨的保护，使颅骨内的血流与颅骨外其他循环中的血流受到的影响明显不同。研究表明，在 $+3\ G_z$ 以下作用时，人的脑血流能够基本维持不变。在 $+4.5\ G_z$ 作用时，人头部水平动脉血压降低到 1.33 kPa 左右。但是，脑血流仍能够维持，这是因为此时人的颈静脉压也明显降低到 -7.68 kPa 左右，使得脑循环的有效灌流压仍维持在不太低的水平上，以及脑脊液中的负压也对维持颅脑中的血量和血流起一定作用。但是，当 G 值过高时，这些保护因素已经不足以使其维持在有效水平上时，便可能引起脑功能的改变，甚至意识丧失。

（3）对眼循环的影响。眼内血流容易受到 $+G_z$ 影响，这是因为人眼球位于颅底部，稍低于脑的水平，而且处于颅腔外，得不到颅腔的保护。有研究测得，在 $+1\ G_z$ 作用时，视网膜血流为 175 mL/min；在 $+5\ G_z$ 和 $7\ G_z$ 作用时分别降低到 40 mL/min 和 0 mL/min。眼内的血流容易受到 $+G_z$ 的影响，使得视觉障碍成为 $+G_z$ 作用下最早出现的症状。

（4）对冠状循环的影响。$+G_z$ 对冠状循环的影响不大，一方面是因为它位于胸部，距离零静脉参考点很近，受重力的影响很小；另一方面是因为冠状血流的变化主要由动脉压的改变及其自身舒张反应而引起。在较低的 G 值时，主动脉代偿性升高，加上心功能亢进，二者结合作用还能使得冠状血流有所增加。

2. $+G_z$ 对肺循环的影响

1）对肺动、静脉压的影响

肺占据了胸腔的大部面积，其位置却围绕在全身流体零静压参考点的四周。肺循环是一个独立的循环系统，其自身的零静压参考点约在肺门处，距离肺尖部约 15 cm，距离肺底部约 10 cm。如图 3-1 所示，在 $+3\ G_z$ 作用下，在零参考点以上直到肺尖部的动、静脉血压均为负压，逐渐降低，以肺尖部最低；在零参考点以下直到肺底部的动静脉血压均呈正值，逐渐增高，以肺底部为最高。肺各部的灌流压（$P_a - P_v$）则保持基本不变，约为 0.98 kPa。

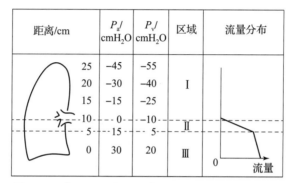

距离/cm	P_a/cmH$_2$O	P_v/cmH$_2$O	区域	流量分布
25	−45	−55	Ⅰ	
20	−30	−40		
15	−15	−25		
10	0	−10	Ⅱ	
5	−15	5		
0	30	20	Ⅲ	

图 3-1　在 $+3\ G_z$ 作用下肺中血压、血流改变示意图

2）肺中血量及血流分布

在 $+G_z$ 作用下血液在下肢大量潴留，其中 80% 来自胸腔，使得肺中血量明显减少，这对气体交换是十分不利的。用放射性微球技术测得，在 $+4\ G_z$ / $+8\ G_z$ 作用下微型猪的肺循环血流分别比在 $+1\ G_z$ 作用时减少 5.9% ~ 22.9%、22.4% ~ 31.7%。在 $+G_z$ 作用时肺中的血流分布不均匀，肺尖部血流少，肺底部血流多。

3. $+G_z$ 对心脏功能的影响

心脏以韧带悬挂在胸腔中部两肋之间，心尖稍向左倾斜。在 $+G_z$ 作用时，直接使得心脏被向下牵拉。X 射线片上显示心脏影像拉长，主动脉弓加长，心脏右缘变平，横径缩短，左心室轮廓缩小，心脏阴影变淡等。多导心电图显示，心电轴向右移。这种轻度的心电轴移位一般并不影响心功能。

在 $+G_z$ 作用时，由于血液大量潴留在下肢，使得回心血量减少，心脏充盈度明显减少，心搏量也随之减少。机体只得通过加快心律、加大心肌收缩力使得心输出量不至于下降过低。离心机试验和飞行中实测都表明，$+G_z$暴露前和暴露中，受试者心律均增快。暴露前心律增快的原因是精神负荷增大和精神紧张，而暴露中心律增快的程度与G值有关。G值越大，心律增快越多，但是二者不成线性关系。一般来说，当加速度速率不太高时，从加速度开始作用到心律增至最快的时间约 15 s；在耐受范围内心律达到最大值后，由于动脉血压的代偿性回升，心律又稍微下降，然后稳定在已升高的水平上。有的受试者在较高G暴露中，心律会突然减慢，称为高G心动过缓。这种心律减慢是迷走神经紧张度增加所致，可能由做对抗动作时胸膜腔内压增高及心水平动脉压升高刺激压力感受器所引起的。

在$+G_z$作用时，心律加快、外周阻力增加、心水平动脉血压代偿性升高，使得心脏的做功量大大增加，心肌耗氧量也显著增加。当心肌强烈收缩使得冠状血流难以有效到达各部的心肌时，心肌将可能呈现缺氧反应。

在$+G_z$作用时，测定心电图的改变是评价人体对$+G_z$反应的一个重要方法，如可用于检查高G值对心脏可能产生的病理性影响，以及进一步探讨$+G_z$负荷的反应机制等。在$+G_z$作用时，心电图的主要有以下改变：

（1）P 波尖耸，高G值时常融入 T 波中。

（2）P–R 间期缩短，与心律增快有关。

（3）QRS 波群幅度无明显变化。

（4）ST 段无明显变化，当显著下降时，应该怀疑个体有缺血性心脏病。

（5）T 波可发生多种改变。加速度作用早期，T 波幅度降低，有时 T 波变平、双相或倒置。但这些改变在$+G_z$作用后期消失。目前，多数人们不认为 T 波改变为心肌缺血所致，有人认为 T 波改变为交感神经紧张度增强所引起。血浆电解质改变也可能和 T 波改变有关，而大而尖的 T 波也见于高血钾症。在$+G_z$作用后，血钾含量明显升高。血浆中儿茶酚胺浓度升高和 T 波的改变也可能有关。

（6）心律失常是在$+G_z$作用时飞行人员心脏功能变化的突出问题。心律失常以期前收缩发生率最高，尤其以室性期前收缩为主。

（7）窦房阻滞（窦性停搏）。在$+G_z$暴露过程中，长时间窦房阻滞而又未发生异位心律时，会因输出量降低而发生意识丧失。最常见的原因是由于迷走神经紧张度过高引起的。

（8）房室分离由高度房室传导阻滞或完全性房室传导阻滞引起。房室分离者不能耐受高G值的$+G_z$持续作用。

（9）室性心动过速。当室性心动过速造成了相当程度的心输出量损失时，将会降低$+G_z$耐力及工作能力。短时间突然发作的室性过速一般没有影响。

4. 机体的调节反应

在 $+G_z$ 作用时，头眼水平动脉压降低引起人体一系列代偿反应，其中以循环系统功能代偿最为重要。代偿功能是由升压反射引起的。当眼水平动脉压降低时，颈动脉窦、主动脉弓压力感受器受牵拉减弱，传入冲动减少，使得心迷走神经紧张度降低，心交感神经和交感缩血管神经紧张度升高，结果使得心律加快，心肌收缩力增强，心输出量增多，阻力血管收缩和小静脉紧张度增强，从而使得心水平动脉压升高，头水平动脉压回升。下半身小静脉紧张度增加的效应，一方面可以减少血液在外周的集聚，促进静脉血液回流；另一方面由于增强下身静脉血管床的硬度，而使得流体静压参考点位置上移，这样就提高了心水平动脉压。心律加快反应最早发生，心肌收缩力增强在 $+G_z$ 作用 6～12 s 时才比较显著。心水平动脉压的升高一般要在 $+G_z$ 作用 6～12 s 时才比较充分地显示出来。

腹部及下肢肌肉反射性紧张度增加也是代偿反应的重要方面，除了可以限制内脏移位外，还可以通过增加组织压力以进一步增强下肢等部位小静脉管壁的紧张度，限制其被动扩张，减少血液在外周的淤积，促进血液回流。

腔静脉和右心房容量感受器反射在血压调节中也起一定作用。在 $+G_z$ 作用时，由于中心血量减少，中心静脉压降低，对容量感受器的刺激减弱，反射性地引起血管升压素（抗利尿激素）合成和释放增多，使血压升高。另外，在 $+G_z$ 作用期间，儿茶酚胺分泌增多，肾素—血管紧张素—醛固酮系统分泌也可能增加，参与心血管功能调节。

3.2.1.2　$+G_z$ 对呼吸系统的影响

在 $+G_z$ 作用时，呼吸系统将产生一系列的功能障碍。

1. 通气机能的改变

在 $+G_z$ 作用时，胸部及横膈重量增加，呼吸肌负荷增加，吸气费力，吸气时间延长，以至出现呼吸暂停。肺顺应性随 G 值增加而降低，平均每增加 $1g$ 降低约 15%。肺顺应性降低，使得呼吸做功增加。

在 $+G_z$ 作用时，呼吸频率加快，在 $+3\ G_z$、$+5\ G_z$ 作用下的呼吸频率分别增加 26% 和 75.2%。潮气量也随 G 值增加，在 $+3\ G_z$、$+5\ G_z$ 作用下的潮气量分别增加 36% 和 76%。

在 $+G_z$ 作用时，肺通气量增大。在 $+3\ G_z$ 作用时，肺通气量增加 20%；

在 $+3\,G_z$ 作用时，增加 150% 。肺通气量虽然增加，但是肺换气效能较低，动脉血氧饱和度降低。

2. 肺泡通气量改变

正常情况下，随着呼气和吸气的变化，胸膜腔内的负压为 $-4.0\sim1.3\,kPa$。肺泡与大气相通，肺泡内压约为 0。肺脏因肺泡内外的压差而膨胀，充满腔室。在呼吸道阻力增大或用力呼吸时，这个压差会大大增加。

在 $+G_z$ 作用时，肺泡通气状态改变。在 $+1\,G_z$ 作用时，肺尖部与肺底部肺泡通气量的比值为 1:1.4；在 $+3\,G_z$ 作用时，肺尖部的通气量接近 0，而肺底部则增加 30% 。

3. 通气/血流比的改变

在 $+1\,G_z$ 作用时，安静时每分钟肺泡通气量与每分钟肺血流量的比值约为 0.84。由于重力和胸膜腔内压的影响，从肺尖到肺底部，肺泡通气量和肺毛细血管的血流量分布是不均匀的，所以肺各部位的通气/血流比值也不相同。在肺上部，血流不足，通气相对过剩，通气/血流比值大于 0.84，部分肺泡气未能与血液进行气体交换，成为肺泡无效腔。在肺底部，通气量相对不足，血流过剩，通气/血流比值小于 0.84。一部分血流未经气体交换即流回左心，产生功能性动—静脉短路。只有在肺中部，通气/血流比值才接近 0.84。在 $+G_z$ 作用时，上述变化更为显著，使肺泡无效腔和功能性动—静脉短路的量值增大。这将使得肺换气功能受到显著影响，这样必然导致动脉血氧饱和度降低。

4. 肺不张

在 $+G_z$ 作用时导致出现肺底部血液淤积和肺泡塌陷的现象。一般在停止作用后数小时到 2 天能够消失。在呼吸纯氧，同时承受 $+G_z$ 作用时则更容易出现。其原因是氧气更容易被吸收。肺不张的出现严重影响肺通气量。

3.2.1.3 $+G_z$ 对视觉功能的影响

在 $+G_z$ 作用时，眼水平动脉压降低。当 G 值和作用时间达到一定限度时，人的视觉功能即受到影响。在 G 增长率不太高时，视觉功能障碍在脑功能障碍之前发生，这在加速度生理学中具有重要意义。因此，常用视力障碍作为评定人体 $+G_z$ 耐力的标准。

1. 视觉基本功能改变

（1）光觉是指感受光的存在及对不同强度光亮进行辨别的能力。引起光觉所需的最低能量称为视阈。在 $+G_z$ 作用时，无论中心凹（视锥细胞）还是周边（视杆细胞），视阈皆随 G 值的增加而升高。因此，如果目标的亮度保持不变，则在正加速度的影响下，将感到变得暗淡。

辨别阈是指眼睛所能区别的最小亮度。在 $+G_z$ 作用时，辨别阈也随 G 值的增加而升高。

（2）形觉是指眼睛辨认物体形状的能力，以视力或视敏度表示。其基础在于视觉器官能够区分两个以上光刺激的强度及其在空间的间隔距离。眼的视敏度与目标的量度等因素有关。当 G 值超过 $+1\ G_z$ 时，视敏度即发生降低，G 值越高，降低越多。但是，这种改变要在加速度开始作用后 5~6 s 才出现。研究表明，在 $+1.5\ G_z$ 作用下，判读飞机仪表的误差为 10%，而 $+3\ G_z$ 作用下为 24%。因为亮度对视敏度有一定影响，所以通过增加目标的亮度水平可适当补偿 $+G_z$ 对形觉的不利影响。

（3）色觉是指眼睛辨别颜色的能力。有关 $+G_z$ 对色觉影响的试验工作不多。初步认为，在 $+G_z$ 作用下，人对蓝色及红色的感觉依次先消失，而对绿色和黄绿色的感觉直到接近中心视力丧失才消失。G 值越高，对红色光有些异常感觉（如显橙色或黄色）。

（4）视野。在 $+G_z$ 作用下，随着 G 值的增加，视野自外周向中央呈向心性缩小。

总之，$+G_z$ 对视觉基本功能产生了广泛的影响。G 值越大，视觉障碍越严重。有关视觉障碍的定量材料对于座舱仪表照明及机上雷达荧屏最佳亮度的选择都有重要意义。

2. 视力改变

（1）视力模糊。感觉眼前好像出现一层薄雾，或者挡上一层薄纱幕，目标模糊看不清楚。有的飞行员反映："像有一缕烟吹过眼前，看不清仪表"。

（2）周边视力丧失。受试者视野明显缩小，当眼睛注视前方不动时，看不到周围一定范围内的物体，这种现象称为周边视力丧失（Peripheral Light Loss，PLL），又称为灰视。这是由于视网膜周边部分暂时失去感受物象刺激能力所致。

（3）中心视力丧失。受试者眼前一团漆黑，什么物体也看不到，这种现象称为中心视力丧失（Central Light Loss，CLL），又称为黑视。

在 $+G_z$ 增长率不太高条件下，上述三种视力变化是依次出现的。发生中心视力丧失之后，如果 G 值进一步增大，或持续时间进一步延长，将会发生意识丧失。

视网膜中央动脉自视神经乳头进入视网膜后先后分为上、下两支，然后再分为视网膜颞侧上下和鼻侧上、下四支小动脉，小动脉再分出细支至视网膜周边部分。随着视网膜动脉的分支越来越细，分支动脉的血压也随之降低。因此，在 $+G_z$ 作用下使眼水平脉压降低到一定程度时，视网膜周边部位的血液供应首先受到影响。当眼水平动脉压继续降低时，视网膜中央的血液供应才受到影响。基于上述原因，$+G_z$ 作用引起视觉障碍时，首先引起视网膜周边失去感光能力，进一步发展出现 CLL。研究表明，眼水平动脉压与视觉障碍关系密切。当眼水平收缩压保持在 50 mmHg 以上时，不发生视力障碍；当眼水平收缩压为 45 mmHg 时，出现视力模糊；当眼水平收缩压为 25 mmHg 时，发生周边视力丧失；当眼水平收缩压低于 20 mmHg 时，发生中心视力丧失。

3.2.1.4　$+G_z$ 对脑功能的影响

1. 意识丧失

在 $+G_z$ 作用下，脑血流减少到临界值时所发生的意识突然丧失称为 G 引起的意识丧失（G – induced Loss of Consciousness，G – LOC）。

据统计，美国空军战斗机飞行员机动飞行中 G – LOC 的发生率占飞行员总数的 12% ~ 30%，因 G – LOC 引起的机毁人亡的事故也时有报道。

根据意识丧失时间长短和症状，G – LOC 可分为两种类型：①轻度意识丧失型。意识丧失时间短，意识丧失时无痉挛发生。②重度意识丧失型。意识丧失时间长，大多伴有痉挛性运动（抽搐）和做梦。后者对飞机的安全危害更大。

G – LOC 的失能期可分为绝对失能期和相对失能期。在 G – LOC 发生后，人的意识完全丧失的阶段称为绝对失能期。时间约为 12 s。在此期间飞行员完全丧失操作能力，全身肌肉松弛，并可出现抽搐和做梦。在 G – LOC 发生后，从人的意识恢复到操作能力恢复的阶段称为相对失能期，平均时间为 15 s。在此期间可出现一系列心理障碍，如意识模糊、定向障碍、窘迫感、焦虑、欣快等。

$+G_z$ 暴露使血液向下半身转移，脑血流量减少，引起脑缺血、缺氧，是导致 G – LOC 发生的根本原因。对于慢增长率 $+G_z$ 引起的 G – LOC，该理论公认是正确的。对于高增长率的情况，往往在没有视觉症状的情况下突然发生 G – LOC。有人认为这种 G – LOC 可能是由于脑内高应力引起的。该理论包括三种假说，分别是电效应假说、力效应假说和血管效应假说。

2. 脑电图的变化

在 $+G_z$ 作用时，脑电图改变个体差异较大，有些受试者在发生中心视力丧失及意识丧失时，脑电图无明显变化。有些人在发生 CLL 时，脑电图出现

2 ~ 6 Hz 高幅慢波；在发生意识丧失前或意识丧失时，可有慢波出现。另外，有些受试者在发生 CLL 时，脑电图上出现 α 波，当 CLL 消失时，α 波又消失。

3.2.2　负加速度（－G_z）的生理效应

与正加速度（＋G_z）作用相同的是，负加速度（－G_z）暴露也可产生沉重感和肢体活动障碍；不同的是，负加速度作用时，体重和血液柱重量增加方向、器官位移和血液转移方向均指向头部。由于头部有限的容积和重要神经中枢均集中于头部，所以产生一系列与正加速度作用时不同的生理功能改变、主观感觉和体征。

3.2.2.1　循环系统的改变

1.　血压变化

与正加速度作用时相反。由于惯性力从足指向头，血液柱重量增加方向和惯性力方向一致，也指向头部。心水平仍为循环系统流体静压参考点，在心水平以上部位，血液柱重增加方向背向心水平，流体静压为正值，动脉血压等于心水平动脉压加上心—眼血液柱流体静压；静脉压等于血液柱流体静压，为正值。因此，心水平以上部位的动、静脉血压升高；心水平以下部位的动、静脉血压降低。

（1）动脉血压。在－G_z 作用时，心水平以上部位的动脉血压立即升高，加速度每增加 1g，眼水平动脉血压升高 20 ~ 25 mmHg。以 1g 重力条件下心水平动脉压 120 mmHg 计算，在 －3 G_z 作用时眼水平动脉压已升至 190 mmHg。急剧升高的颈动脉压将刺激颈动脉窦压力感受器，反射性地使心跳变慢，心输出量减少，外周阻力减小，从而使眼水平动脉压代偿性降低。强烈性的颈动脉窦高压刺激可致严重的心动过缓，甚至长时间的心脏停搏。

（2）静脉压。在 －G_z 作用时，心水平以上部位的静脉血压也立即升高。由于静脉有一定扩张度，在 －G_z 作用持续数秒钟时，静脉系统扩张、瘀血才稳定下来，静脉压才能稳定在已升高的水平上。心水平以上部位静脉扩张、瘀血和压力升高，导致了颈部、面部皮肤充血、软组织水肿、皮下斑点状出血和眼结膜充血、破裂出血等改变。

2.　脑循环变化

在 －G_z 作用时，脑动、静脉压力急剧升高，脑静脉瘀血，使颅内压升高。静脉窦压力也升高，是在 －G_z 作用时头部剧烈疼痛的主要原因。眼水平动、静脉血压升高不会引起脑血管破裂，因为脑血管处于脑脊液的包围之中，在 $-G_z$ 作用时脑血管压力升高的同时，脑脊液的压力也同步升高。在 $-G_z$ 作用时，脑血管壁内外压差并无改变。

在 $-G_z$ 作用过程中，静脉血压稳定在已升高的水平。当心跳为缓慢的异位节律时，动静脉压差进一步缩小；当心脏发生长时间（5~7 s）停搏时，由于脑动脉血压降至静脉压水平，动静脉压差消失，脑血流完全停滞。检查发现，在 $-G_z$ 作用时，颈动脉血流量大幅减少。虽然脑动脉血压很高，仍不同程度地发生脑血流量减少，造成严重影响。

3. 心脏机能变化

在 $-G_z$ 作用时，急剧升高的颈动脉压将刺激颈动脉窦压力感受器反射，使心迷走神经紧张度增加，导致心动过缓和心律失常，如 P-R 间期延长、房—室脱离、异位搏动和长时间心脏停搏等。心动过缓和心律失常使心输出量减少，长时间心脏停搏使脑循环血流停滞，从而对脑循环造成严重影响。下肢和腹腔的静脉血量向右心回流并向颈面部转移，但是头面部血管床所能容纳的血液量有限，结果血液在腔静脉和右心淤积，加大了右心负担。因此，长时间高 G 值的负加速度作用，可引起右心衰竭。

3.2.2.2　呼吸系统机能改变

1. 肺通气改变

在 $-G_z$ 作用时，腹腔脏器向头端转移，压迫并推动膈肌上移，膈肌本身也在惯性力的作用下上移。结果是膈肌位置升高，活动度减少，加之胸廓重量增加，从而使得腹式呼吸、胸式呼吸都受到限制。表现为潮气量、肺活量减少，肺通气量减少，功能残气量减少。G 值不太高时，多表现为频率稍快的表浅呼吸。人暴露于 $-2.5 G$ 时，呼吸频率 3~4 次/min，潮气量减少 120~150 mL，肺活量减少 950~1 050 mL。

当 $-G_z$ 值较大时，呼吸频率减慢，甚至发生暂停。呼吸暂停的原因，除了腹腔脏器和膈肌上移的影响及胸廓运动障碍外，颈动脉窦压力感受器反射影响也是重要原因。试验表明，切断家兔双侧迷走神经后做高 G 值的 $-G_z$ 暴露时，呼吸即不再发生暂停。在一定 G 值的 $-G_z$ 作用下，肺尖部的终末小气道发生闭塞，使肺泡呈闭锁状态，肺泡气体潴留。在呼吸纯氧条件下，闭锁肺泡内的氧气很快被吸收，从而发生加速度性肺萎陷。

2. 肺通气/血流比值失调

在 $-G_z$ 作用时，肺通气和血流的局部分布情况与 $+G_z$ 相类似，只是解剖学上的方向性相反。肺尖部的终末小气道发生闭塞，使肺泡呈闭锁。流经不通气的闭锁肺泡的血液形成功能性动—静脉短路。由于 $-G_z$ 的作用，肺底部的血流量减少，肺通气/血流比值增加，肺尖部的血流量增加，但肺泡气体交换能力变差，肺通气/血流比值降低。这样的后果，使得动脉血氧饱和度和血氧含量降低。例如，麻醉的狗暴露于 $-7\ G_z$ 下 2 min 时，其耳动脉血氧饱和度下降到 60% ~ 65%。

3.2.2.3　视觉及脑功能改变

1. 视觉障碍

（1）视力模糊。在 $-G_z$ 作用时，泪腺分泌大大增加，泪液在结膜囊内集聚并大量流泪，造成视物不清，影响视力。

（2）暂时性视力丧失。下眼睑水肿，向上移位，完全盖住瞳孔，遮断了视觉；加之睁眼困难，从而可发生暂时性视力丧失。

（3）红视。在 $-G_z$ 作用时，少数人反映视物发红，称为红视。其原因：一是眼结膜血管破裂出血，血液染红泪液，血染的泪液集聚在结膜囊，使视野发红，从而产生红视；二是下眼睑水肿，向上移位，遮住瞳孔，此时在太阳光或强光照射下，可能产生红视。

（4）中心视力丧失。在 $-G_z$ 作用时产生中心视力丧失，其原因：一是眼血液循环停滞性缺氧，当视网膜血液循环停滞 5 ~ 7 s 以上时，血液和视网膜神经细胞的氧被耗尽，发生中央视觉丧失；二是下眼睑水肿，向上移位，遮住瞳孔，将视觉阻断。

（5）复视。眼窝组织水肿，使眼外肌的协调运动出现障碍，可产生复视。

2. 脑功能障碍

在 $-G_z$ 作用时，脑动静脉压差减少导致脑循环速度减慢，脑血流量减少，造成脑缺血缺氧。肺通气/血流比值失调所致的动脉血氧饱和度降低加重了这种缺氧。当脑缺氧达到一定程度时，脑功能发生障碍，表现为精神紊乱和步态蹒跚等。当心脏长时间停搏或发生徐缓的异位搏动时，脑血流完全停滞，所产生的循环停滞性缺氧导致脑功能严重障碍，出现意识丧失。一般认为，脑循环停滞 5 ~ 7 s 时，即可发生意识丧失。

3.2.3　横向加速度（$\pm G_x$）的生理效应

3.2.3.1　航空航天飞行中的横向加速度 $\pm G_x$

航空飞行中，飞机起飞、着陆时，飞行员分别受到 $+G_x$ 和 $-G_x$ 的作用，但通常 G 值不大，约 $0.6g$。舰载飞机弹射起飞和着舰阻拦制动时，则分别产生约 $+5\,G_x$ 和 $-5\,G_x$，但作用时间短暂，约为 $2\ \text{s}$。强迫着陆时所产生的 $-G_x$ 值较大，其值与强迫着陆时飞机滑动的距离和初始速度有关，滑动距离越远，初速度值越大，$-G_x$ 值也越大。

高 G 值持续性加速度产生在航天飞行中。宇宙飞船发射和返回时航天员均应保持屈髋、屈膝、小腿抬高的仰卧位姿势，躯干与飞船舱底平面夹角一般为 $12° \sim 20°$，这种夹角称为背角。这种姿势有利于人体耐受较高 G 值的横向加速度。在宇宙飞船发射时，三级火箭把位于火箭顶端的宇宙飞船送入地球轨道。由于飞船和火箭本身重量很大，每级火箭从点火到燃烧完毕使飞船所产生的加速度值是逐渐增大的。初始阶段加速度值较小，随着燃料的消耗，火箭重量减轻，加速度值增大。当末级火箭燃烧完毕后，顶部的飞船已获得绕地球轨道所需的速度，称为第一宇宙速度。在多数情况下，每级火箭的加速度时间在 $100\ \text{s}$ 左右，加速度峰值为 $6 \sim 8g$。

宇宙飞船发射时，人体受到火箭所产生的加速度作用，加速度作用于人体的方向是由背到胸，为前向加速度；人体受到胸指向背惯性力 $+G_x$ 的作用。宇宙飞船从地球轨道重返地球时，飞船以底部朝前的姿态进入大气层，由于空气阻力作用，飞船产生气动力减速。飞船减速度峰值和持续时间因再入角的大小和飞船外形不同而有差别，一般持续时间 $200\ \text{s}$ 左右，峰值为 $4 \sim 8g$。

由于人体采用仰卧位姿势，总惯性力方向与人体纵轴向存在一定夹角，因此人体同时承受 $+G_x$ 和 $+G_z$ 的共同作用。一般情况下，若背角采用 $15°$，当飞船发射的 G 峰值为 $8g$ 时，$+G_x$ 分量为 $G\cos15° = 0.96G = 0.96 \times 8G = 7.68G$，$+G_z$ 分量为 $G\sin15° = 0.25G = 0.25 \times 8G = 2G$。

3.2.3.2　$+G_x$ 的主要影响

1. 对呼吸系统的影响

1）呼吸困难和胸痛

在 $+G_x$ 作用时，胸、腹部受到与身体纵轴垂直的惯性力作用，由于腹壁的重压，加之腹腔脏器重量增加、相互挤压，使腹内压升高，使得脏器移位。

由于受到骨盆和腹后壁的限制，腹腔脏器向上移位。在腹腔内脏挤压下，膈肌也向上移位并对肺脏造成挤压。腹腔内脏的这种移位和推挤作用，使吸气时膈肌下降受到阻碍。另外，在 $+G_x$ 作用时，胸廓重量增加，加大了吸气肌的负担；胸廓受压变形，前后径缩短，使胸腔容积减少，胸壁压迫肺脏。$+G_x$ 引起的上述呼吸系统生物动力学效应，导致了呼吸困难和疼痛。当 $+G_x$ 值为 6 ~ 8g 时，吸气变得更加困难，呼吸可不自主地停止于半吸气状态。疼痛常位于胸骨下部和上腹部，并常沿肋骨缘放射。吸气时胸疼痛加重。采用鼓腹动作使膈肌下降可使疼痛减轻。

2）肺通气功能改变

在 $+G_x$ 作用时，与肺通气相关的诸因素都发生了变化。潮气量、肺活量均减少；每分钟通气量等于潮气量和呼吸频率的乘积。在 $+G_x$ 作用时，每分钟通气量增加。当 G 值小于 8 g 时，每分钟通气量随 G 值的增加而增加；在 8 ~ 12 g 时，基本稳定在已增加的水平上；在 12 g 时，每分钟通气量约增加 50%。由于潮气量随 G 增大而进行性减少，因此每分钟通气量增加是呼吸频率增快的结果。

3）对肺气体交换功能的影响。

（1）肺泡通气改变。

在 $+G_x$ 作用时，胸内压发生改变。胸腔内容物的平均比重为 0.5，可把胸膜腔看作为充以比重为 0.5 流体的密闭管道系统。人胸膜腔前—后径约为 20 cm，取水平仰卧位时，其流体静压参考水平位于前—后径中部平面。该处压力不因 $\pm G_x$ 作用而发生改变，其值约为 -7 cmH$_2$O。在 0 G_x 时，由于流体静压消失，胸膜腔内部各处压力相等，都为 -7 cmH$_2$O。在 $+G_x$ 作用时，在参考点至胸腔后壁部位，流体静压为正值；在参考点至胸腔前壁部位，流体静压为负值。在 $+1$ G_x 作用时，参考水平胸内压仍为 -7 cmH$_2$O，根据流体静压公式，$P = \rho Gh$，$+G_x$ 的 G 值每增加 1g，胸腔前、后壁处流体静压变化值为 5 cmH$_2$O，则 $+1$ G_x 作用时，胸腔前壁的胸内压为 $-7-5 = -12$ cmH$_2$O，后壁处的胸内压为 $-7+5 = -2$ cmH$_2$O。依此计算，在 $+5$ G_x 作用时，胸腔前壁的胸内压为 -32 cmH$_2$O，后壁处的胸内压为 $+18$ cmH$_2$O。在 $+G_x$ 作用时，由于各部胸内压差出现，肺泡扩张程度变得不一致，肺前侧的肺泡因胸膜腔负压值增大而过度膨胀，肺后侧的肺泡则由于胸膜腔负压值减少而缩小。当 G 值增加到一定程度时，胸膜腔后侧压力变为正值。此部位，胸内压高于肺泡内压，肺泡和小气道被压塌陷而变成不张状态。例如，$+5$ G_x 作用时，肺后侧约 5 cm 厚区域内，肺泡萎陷，处于不通气状态；肺泡前侧则过度膨胀，通气功能也不良；只有肺中部区域，通气功能才比较好，如图 3 - 2 所示。

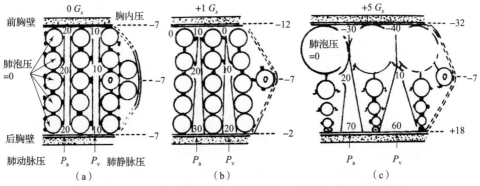

图 3-2　+G_x 对胸膜腔内压、肺泡容积和肺内动、静脉压力影响

背侧肺萎陷。在 +G_x 作用下，肺脏后侧组织被压缩、小气道受压闭塞，使肺泡呈闭锁状态，肺泡气潴留。另外，G 值增大到一定程度时，胸膜腔后侧压力变为正值，肺泡被压迫而塌陷，肺泡闭锁。例如，在 +G_x 暴露时呼吸纯氧，则闭锁肺泡内潴留的氧气即被迅速吸收，肺泡萎陷，形成肺不张。

（2）肺血液灌流的改变。

肺循环流体静压改变。人肺脏前后径约为 20 cm。取水平仰卧位时，肺循环流体静压参考点位于前后径的中点。该处肺动、静脉血压分别为 20 cmH$_2$O 和 10 cmH$_2$O。其值不因 ±G_x 作用而发生改变。在 +G_x 作用时，在参考点至肺后侧面部位，流体静压为正值，而在参考点至肺前侧面部位，流体静压为负值。

肺动、静脉血压改变。在 +G_x 作用时，在参考点至肺后侧面区域，血压升高；在参考点至肺前侧面区域，血压降低。根据流体静压计算公式，在 +5 G_x 作用时，肺前缘处肺动、静脉血压分别为 -30 cmH$_2$O 和 -40 cmH$_2$O，肺后缘处肺动、静脉血压分别为 70 cmH$_2$O 和 60 cmH$_2$O。

肺血液灌流改变。在 +G_x 作用时，肺血液灌流情况可划分为三个区域：无血液灌注区、血液低灌流区、血液高灌流区。现以受 +5 G_x 作用为例说明肺血液灌流情况。在 +5 G_x 作用时，肺前侧约 6 cm 厚区域内，肺动、静脉血压为负值，在肺泡气压的作用下，肺动脉、静脉闭塞，无血流通过，该区域为无血液灌流区域。在流体静压参考点前面约 4 cm 厚区域，肺动、静脉血压降低，肺动脉血压为正值，静脉压由负值变为正值。在该区域前缘，开始有血流通过，随着向参考点部位靠近，血流量逐渐增多，此区为血液低灌流区。自参考点至肺后缘区域，肺动、静脉压升高，血液灌流量增多，越靠近肺后缘部位，血流量增加越多。此区为血液高灌流区。

（3）肺气体交换及动脉血氧饱和度改变。

肺通气/血流比值失调。在 +G_x 作用时，肺前后侧的通气量和血液灌流量都发生了改变，在相当大的部位，肺通气/血流比值失调，只是在接近肺前后径中点部位，肺通气/血流比值才接近正常（图 3-3）。与在 $+1\ G_x$ 作用时肺通气/血流比值作为正常对照，在 $+5\ G_x$ 作用时，肺前侧区肺通气/血流比值增大。在肺前缘部位，虽然肺泡通气量很小，但是由于血液灌流量为 0，因此其肺通气/血流比值为无限大。在肺后侧 6 cm 区域内，由于肺泡闭锁或者肺泡萎陷，通气量为 0，则其肺通气/血流比值为 0。肺通气/血流比值的这种明显失调使肺气体交换功能发生障碍。

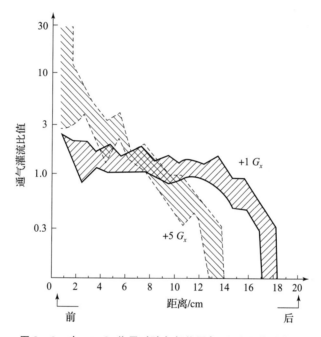

图 3-3　在 $+5\ G_x$ 作用时肺各部位通气/血流比值的变化

试验表明，狗受到 $+8\ G_x$ 作用后立即处死，大体解剖可见肺前侧和边缘部，尤其是肺尖段胸侧面，颜色苍白，出现明显的气肿；肺的后侧面，尤其是肋膈角部位，颜色暗红（瘀血）。肺呈现气血分离现象，特别是膈叶，能看到明显的分界线。当狗经受 $+14\ G_x$ 作用后，立即处死作组织切片检查，发现肺前侧区域肺泡高度扩张，毛细血管内缺少血液；肺后侧有些肺泡根本没有张开，大片的肺膨胀不全，但毛细血管却扩张并充满血液；只有在肺中部区域，气血分布才比较正常。

动脉血氧饱和度变化。在 $+\ G_x$ 作用时，虽然肺前侧大部区域肺通气/血流比值增大，在该部位完成气体交换的血液含氧量很高，但由于血液灌流量很少，故对动脉的血氧饱和度影响很小。肺前缘的小部分区域，血液灌流量为

0，通气无效，相当于增大了肺泡无效腔。在靠近肺后侧缘几厘米厚的区域内，虽然血液灌流量大大增加，但肺泡通气为 0，也无气体交换，相当于增大了功能性动静脉短路。由于肺通气/血流比值严重失调，肺的气体交换功能发生障碍，结果导致动脉血氧饱和度降低。研究表明，呼吸空气暴露于 $+6\ G_x$ 下 2 min 时，动脉血氧饱和度降到 80%；暴露于 $+8\ G_x$ 下 2 min 时，降低到 72%。

2. 对循环系统机能的影响

横向加速度 $+G_x$ 对体循环系统机能，特别是动脉血压的影响相对较小，但对腔静脉和右心房压力影响比较突出。

（1）动脉血压。横向加速度 $+G_x$ 的值不太高时，动脉血压轻度升高，主要原因是因为心输出量轻度增加及外周阻力增加。当 G 值过高引起心律减慢、心输出量减少时，动脉血压又有所降低。当采取一定背角时，由于惯性力所包含的 $+G_z$ 分量的作用，眼水平动脉压随着 $+G_x$ 值的升高而降低。

（2）腔静脉、右心房压力变化。腔静脉和右心房属于心血管低压区，其压力正常范围为 $4 \sim 12\ cmH_2O$。在 $+G_x$ 作用时，随着加速度 G 值的增加，腔静脉和右心房压力呈进行性升高，其主要原因是胸、腹部脏器重量增加、移位，从而对腔静脉和右心房产生挤压所致。在正常情况下，由于腔静脉、右心房压力低，压力波动范围小，因而这些部位的压力感受器对心血管机能的调节作用显得不突出。在 $+G_x$ 作用时，腔静脉、右心房压力明显升高，可反射性地对心脏机能产生影响。

（3）心脏功能改变。在一定的 G 值范围内，心律随着 G 值增大而加快。当在高 G 值作用时，心律减慢，其原因是高 G 值 $+G_x$ 作用时，腔静脉、右心房压力大幅升高，使压力感受器的兴奋性增强，反射性地引起心律减慢。每搏输出量一般随着 G 值的增加而逐渐减少，其原因可能是血液在肺脏背侧淤积，液体渗出，使有效循环血量减少所致。心输出量在 G 值不太高时轻度增加，为心律增快的结果；在高 G 值时，由于心律减慢而减少，常出现心律失常，以期前收缩为多见，其主要原因与腔静脉、右心房压力升高反射有关，也与动脉血氧饱和度降低、肺循环阻力增加等因素有关。

3. 对视觉和脑功能的影响

（1）视觉功能改变。在 $+G_x$ 作用时，由于动脉血氧饱和度降低，造成视网膜神经细胞缺氧，使视觉功能受损。当采取一定背角时，随着加速度 G 值的增加，视觉功能障碍逐步加重，直至发生中心视力丧失。

（2）工作效能变化。在 $+5\ G_x$ 作用时，短时记忆尚不受影响；$+7\ G_x$ 以上暴露时，短时记忆力受到损害。在高 G 值 $+G_x$ 作用时，人的计算能力变差，操纵、控制能力和跟踪能力降低。

（3）脑电图改变。在 $+G_x$ 作用时，脑电图的变化一般可分为三个时期：第一个时期为去同步化期，$+G_x$ 作用开始后很快出现，其特点是脑电图频率增快而波幅减小，即 β 节律增强，α 节律减弱。第二个时期为同步化期，这时 α 节律增强，并伴有较高波幅的慢波，也可能出现梭形波。只有在 $+6\,G_x$ 以上时才出现第三个时期，表现为大脑皮层电活动的同步化程度加深，还同时出现心脏活动和呼吸代偿机能的衰退现象。在 $+8\sim10\,G_x$ 以上时，θ 和 δ 等慢波开始占优势。通常，都是在即将发生视觉机能障碍时出现。以上这些脑电图的变化，与脑组织的氧供应情况有直接关系。

3.2.3.2　$-G_x$ 的效应

在 $-G_x$ 作用时的效应与 $+G_x$ 相类似。由于惯性力的方向由后背指向前胸，与 $+G_x$ 作用相比其生物动力学效应有一定特点。人体背部以脊柱为主干加上肋骨和坚强的肌肉，组成了胸、腹腔后壁。因此，在 $-G_x$ 作用时，胸、腹腔后壁对肺脏和腹部内脏器官起到保护作用。在 $-G_x$ 作用时，胸前壁压迫肺脏，以及腹部脏器向上移位和推挤膈肌的程度相对较轻。

在 $-G_x$ 作用时的主要表现是呼吸困难、流涕、下眼睑下垂及身体前侧部位出现点状瘀血等。与 $+G_x$ 作用相比，呼吸系统受到的影响要小，肺活量和功能残气量的减少量要少，肺前侧部位不通气的肺泡数量比例降低，血氧饱和度降低的程度减轻。

3.2.4　侧向加速度（$\pm G_y$）的生理效应

侧向加速度分为向右侧加速度（$+G_y$）和向左侧向加速度（$-G_y$）两种。飞机在沿横轴（y 轴）方向做加、减速度运动时，才产生侧向加速度。据报道，F-16 战斗机能做侧向飞行，在机动飞行中可产生 $0.7\sim2.0g$ 侧向加速度。飞行中由于侧向加速度 G 值不高，对人的影响并不突出。但是，对飞行员体位和操纵飞机动作的影响是个新问题，需要工程研究部门加以解决。

人体的侧腹部有较为完整的骨壁保护，可使在 $\pm G_y$ 作用时腹侧壁不至于压塌陷；肋骨的横向走行在 $\pm G_y$ 作用时起抵抗作用，不使得胸廓受压变形严重。在侧向加速度作用时，胸腔脏器如心脏和纵膈向侧方移位，膈肌升高。在 $-6\,G_y$ 作用时，心脏明显向右侧移位，有时移动距离可达 4 cm 以上；膈肌右半部明显升高，可达 10 cm 左右。侧向加速度暴露时，肺的通气功能改变，肺通气/血液灌流比值失调，使得血氧饱和度降低。

|3.3　持续性直线加速度的耐力|

3.3.1　正加速度的耐力

3.3.1.1　影响加速度耐力的因素

飞行器的加速度是可以测量的，但力的集中点及体内的相对位移却难以测定，故生理耐限常以 G 的数值表示，在确定人的加速度耐力时需要考虑下列因素：①加速度峰值大小；②峰值持续时间；③从加速度开始到结束的总时间；④加速度增长率；⑤确定耐限终点的标准；⑥ G 防护装置及身体固定方式；⑦体位（包括背、头、腿的角度）；⑧环境条件（如温度、压力及光线等）；⑨年龄；⑩情绪因素（如恐惧、忧虑、自信等）；⑪主动性；⑫以前加速度的锻炼情况；⑬掌握自主对抗动作的熟练程度；⑭个体差异。

3.3.1.2　判断耐力终点的指标

通常加速度耐力是用暴露于最大 G 值的持续时间表示。在航空医学中多采用 PLL 或 CLL 作为测定正加速度的指标。因为视觉丧失首先在周边发生，逐渐向中心发展。视力丧失是 G – LOC 的前兆信号。对持续性高 G 值的耐力，除了考虑视觉症状外，还需要考虑其他机能状况。目前，趋向于使用以下指标作为评定耐力的标准：①周边视力丧失 100%，中心视力丧失 50%；②未出现严重心律失常或心律未超过 200 次/min；③未发生主观上的完全疲劳。

在 G – LOC 判定、识别的生理监测中，还有红外线反射光电体积描记、眼动图、视网膜电图、视觉诱发电位、耳血氧饱和度等。

3.3.1.3　正加速度耐力标准

影响人体 $+G_z$ 耐力的因素很多，除了人体本身的因素外，还有加速度方面的因素（如峰值作用时间、增长率等）以及座椅背角、束缚固定方式、抗荷装备和措施、环境条件等。

我国制定的耐力标准，以 PLL 作为耐力终点指标，以 $1g/s$ 增长率、峰值作用时间 15 s 的参数做 $+G_z$ 暴露，测定耐力。在身体松弛状态下，不使用抗荷装备，自然呼吸，不屏气，不做肌肉收紧动作的基础 $+G_z$ 耐力。该方法可避免抗荷装备及抗荷动作对 G 耐力的影响，能比较客观真实地反映飞行员的耐力。其评定标准如下：低性能飞机飞行员的 $+G_z$ 耐力达到 $3.75g$ 持续 $10\ s$ 为合格；中等性能飞机飞行员的 $+G_z$ 耐力达到 $4.0g$ 持续 $10\ s$ 为合格；高性能战斗机飞行员的 $+G_z$ 耐力达到 $4.5g$ 持续 $10\ s$ 为合格。

美国空军的耐力标准。美国空军飞行人员做离心机 $+G_z$ 暴露时的耐力标准为（G 峰值作用时间为 $15\ s$）：人体处于松弛状态，当 G 值增长率为 $0.067g/s$，$+G_z$ 耐力范围为 $3.7 \sim 5.2g$；当 G 值增长率为 $1g/s$，$+G_z$ 耐力范围为 $3.1 \sim 4.0g$；当飞行员穿用抗荷服、做抗 G 动作，以 $1g/s$ 增长率做离心机检查时，$+G_z$ 耐力为 $+7\ G_z$ 持续时间 $15\ s$ 者，可获得无限制战斗机飞行合格。

以上 $+G_z$ 耐力测定的共同特点是加速度曲线和实际的空战机动飞行的 $+G_z$ 曲线相差较大。为了模拟空战机动加速度曲线，美国常采用 $+4.5\ G_z$、$+7.0\ G_z$ 交替出现，峰值作用时间为 $15\ s$，G 增长率 $1g/s$ 方式，让受试者连续暴露于这种加速度曲线，直至达到疲劳耐受终点。这种模拟空战机动加速度曲线对心血管系统施加的负荷最大，是鉴定心血管功能的最有效手段。同时，该加速度曲线也是检验抗荷装置效能的十分有效的方法。

3.3.1.4　耐力曲线

描述人体 $+G_z$ 耐力与加速度 G 值及作用时间之间关系的曲线称为耐力曲线，又称 G – 时间曲线。决定人体耐力的加速度参数有三个：G 值、G 增长率和作用时间。当增长率一定时，作用时间短时，可以耐受较高的 G 值；作用时间长时，能耐受的 G 值较低。在被试者处于松弛状态、未做抗荷防护条件下，以 PLL、CLL 或意识丧失为耐力终点指标，可以得出一系列 G 值和作用时间，将这些结果标于加速度和作用时间组成的直角坐标系中，可得出如图 3 – 4 所示的 $+G_z$ 耐力曲线。

3.3.1.5　女性的正加速度耐力

由于女性在生理解剖结构、人体尺寸、运动病敏感性、肌肉力量等方面与男性相比有很大差异。此外，还有月经和妊娠等特殊生理问题，对于驾驶战斗机的女性飞行员，必须能耐受特技飞行产生的高加速度，所以非常有必要分析女性的抗荷耐力情况。

1964—1980 年，美国航空航天医学研究所的 40 名女性受试者曾完成了 544 次离心机试验，未发现 $+G_z$ 耐力与男性受试者有显著性差异。在高 G 值的情况下，如果穿着合身的抗荷服，女性的抗荷耐力与男性相近。

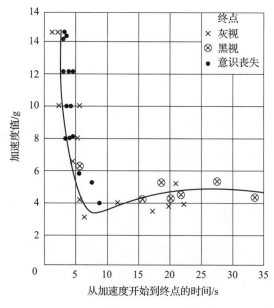

图 3 - 4   + G_z 耐力曲线

3.3.2　负加速度的耐力

　　- G_z 的耐受终点缺乏比较精确的定量指标。对剧烈头痛的耐力在个体间差别较大；在耐受限度内，红视发生与否不能确定；中心视力丧失的原因不一样，因而 G 值的波动范围较大。由于 - G_z 作用时主观症状严重，难以使人接受，加之所引起的脑功能障碍影响严重，因此不可能有较多志愿者做 - G_z 耐限试验。一般以难以忍受的剧烈头痛作为 - G_z 暴露时的耐力终点指标，红视、中心视力丧失、长时间心脏停搏、异位心动过缓可作为 - G_z 耐力的客观指标。一般认为，人的 - G_z 耐力为 - 3 G_z，10～15 s。最高可耐受 - 5 G_z，5 s。G 值较低时，耐受时间延长，如人可耐受 - 2 G_z，5 min 而无过分不适。

3.3.3　横加速度的耐力

1. 判别标准

　　在 + G_x 作用下，当视觉障碍和脑功能障碍尚未开始前，人已经感觉到呼吸困难、胸部疼痛，有的发生心脏节律失调及血氧饱和度降低等。其中，某一个症状有时可能达到十分严重的程度而成为限制人体对 + G_x 耐力的指标。目前，一般以严重的呼吸困难、明显的胸部疼痛、心律失常作为判断标准，三者中出现任何一种均可认为已达 $+G_x$ 耐力的终点。

2. 正常人的耐力

正常健康的人对 $+G_x$ 的耐力范围为 $8 \sim 10\ G_x$。在 $+14 \sim 16\ G_x$ 作用下，某些受试者可引起晕厥。耐力与背角的关系密切。

由于试验中被试者所采用的背角不同、加速度增长率及峰值持续时间不同，以及被试者耐受能力及训练情况不同，所得到的 $+G_x$ 耐力也不一致。利用载人离心机对模拟飞船再入大气层时 $+G_x$ 暴露的研究表明，当背角为 12° 或 15° 时，人可以耐受总作用时间为 170 s、峰值 16.5g 的 $+G_x$ 暴露，或总作用时间 230 s、峰值为 12g 的 $+G_x$ 暴露。在上述暴露中，$+G_x$ 峰值作用时间都很短，人的操纵控制及跟踪动作能力有一定程度降低，但是不影响完成航天飞行中的有关操纵动作。

3.3.4　侧向加速度的耐力

对侧向加速度耐力的研究较少。在 3 G_y 作用 10 s 时，受试者有不适、下肘部充血及疼痛；5 G_y 作用 14.5 s，可引起体表出血，试验后头痛。

3.3.5　NASA – STD3001 标准中规定的持续加速度限值要求

持续性线加速度限值为 ［V2 6064］。

系统应该限制乘员暴露的持续线加速度（大于 0.5 s）的量值、方向和持续时间均在图 3 – 5 中 $+G_x$ 持续线加速度限之下；在图 3 – 6 中 $-G_x$ 持续线加速度限之下；在图 3 – 7 中 $+G_z$ 持续线加速度限之下；在图 3 – 8 中 $-G_z$ 持续线加速度限之下；在图 3 – 9 中 $\pm G_y$ 持续线加速度限之下。

基本原理：这些图中的界限表征了在正常和非正常条件下持续性线加速度的安全水平。在这些界限之上的加速度暴露会严重影响人的机动操作能力及其与飞船的相互配合。返回地球的限值低于发射限值，其原因是乘员的能力退化，这种能力退化源自乘员暴露于低重力诱发的机体失调。对于发射异常中断或应急再入返回的极端条件下，限值较高，因为使乘员暴露于比正常经历更加严酷的加速度可能是不可避免的。人类从不被暴露于量级超过这些高界限的线加速度，因为这将极大地增加能力丧失的风险，因此威胁乘员的生存。在使用图 3 – 5 ～ 图 3 – 9 时，加速度矢量是相对于上身体轴而言的，尤其关注从眼睛到心脏的连线。然而，这些加速度界限图表不能够考虑所有的体形或者暂时偏离体轴的加速度或者体位。这就是这些限值制定保守的原因。因此，稍微偏离某一轴的限值时应该慎重评估，也许发现是可以接受的。

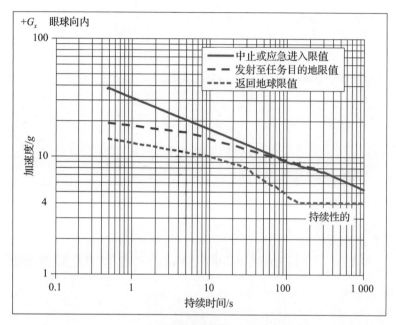

曲线中的数据

返回	脉宽/s	0.5	10	30	50	90	120	150	10 000
	加速度/g	14	10	8	6.3	5	4.3	4	4
发射	脉宽/s	0.5	5	300					
	加速度/g	19	16	7.5					
应急	脉宽/s	0.5	120	300	1 200				
	加速度/g	38	8.8	7.5	5				

图 3-5　+G_x 的限值

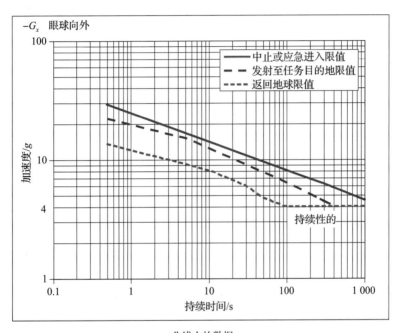

曲线中的数据

返回	脉宽/s	0.5	10	30	50	90	100	100	10 000
	加速度/g	13.5	8	6	4.7	4.05	4	4	4
发射	脉宽/s	0.5	5	120	400				
	加速度/g	22	15	6	4				
应急	脉宽/s	0.5	120	300	1 200				
	加速度/g	29	7.7	6.2	4.3				

图 3-6　$-G_x$ 的限值

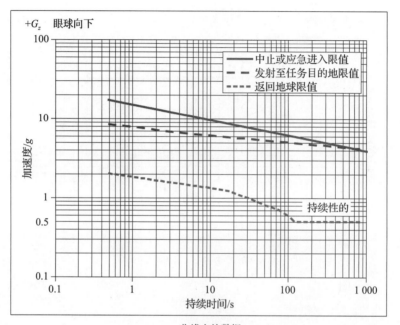

图 3-7 +G_z 的限值

曲线中的数据

返回	脉宽/s	0.5	15	30	50	80	100	120	10 000
	加速度/g	2	1.25	1	0.8	0.68	0.6	0.5	0.5
发射	脉宽/s	0.5	5	1 200					
	加速度/g	8.3	6.4	4					
应急	脉宽/s	0.5	120	1 200					
	加速度/g	17	6	3.8					

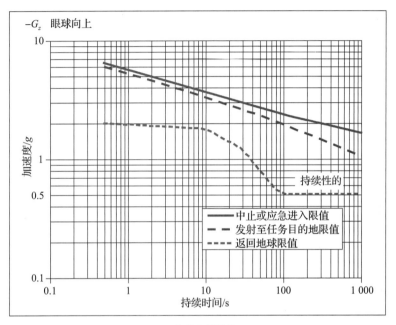

曲线中的数据

	脉宽/s	0.5	10	30	50	80	100	120	10 000
返回	加速度/g	2	1.8	1.2	0.8	0.55	0.5	0.5	0.5
发射	脉宽/s	0.5	5	60	1 200				
	加速度/g	6	3.8	2.2	1				
应急	脉宽/s	0.5	120	1 200					
	加速度/g	6.5	2.3	1.6					

图 3 - 8　$-G_z$ 的限值

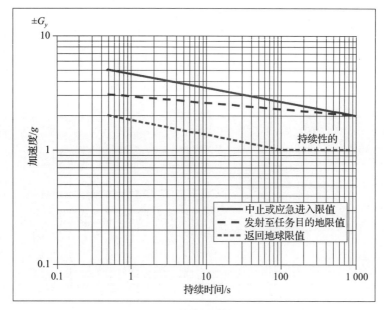

曲线中的数据

返回	脉宽/s	0.5	100	10 000
	加速度/g	2	1	1
发射	脉宽/s	0.5	1 000	1 000
	加速度/g	3	2	2
应急	脉宽/s	0.5	1 000	1 000
	加速度/g	6.5	2	2

图 3-9　$\pm G_y$ 的限值

|3.4　持续性直线加速度的防护措施|

3.4.1　座椅及其限动系统

在 G_z 加速度作用期间，座椅及其限动系统对提高人体耐力及工作能力极为重要。座椅及其限动系统可以分散飞行员受到的惯性负荷，使飞行员处于最佳的生理角度和合适的姿势以利于操纵飞机。高性能飞机采用后倾座椅，缩短了心—脑之间的距离，降低了血液柱的流体静压，减轻了心脏负担，因此可提高 $+ G_z$ 耐力。

由于人体对 $+ G_x$ 加速度的耐力最高，所以在载人飞船的发射和返回阶段，让航天员取仰卧姿态是更为有利的。人们对不同仰卧背角对机体耐力的影响进行了很多研究，结果表明，与坐姿体位相比，后倾 45°时，人体耐力稍有提高，77°时提高 2.5g，85°时提高 3.5g。但是，背角过大，人容易出现呼吸困难和疼痛，以及频发的早搏等现象。例如，刘光远等在进行 70°和 80°背角对人体生理影响研究时，观察到背角为 70°时，视觉障碍是耐力的主要限制因素，在 8 ~ 10g 时即可发生；当背角为 80°时，在 12g 时胸痛和呼吸困难变得明显，且低压区的压力升高容易发生心律失调；当背角为 75°时，兼有两者的优点，在 10g 左右既不出现视觉障碍，也不出现呼吸困难、胸痛或心律失调。上述结果表明，75°是比较合理的背角。

在选定合理的体位后，躺椅的构型也是重要的方面。研究表明，抬高腿部，有利于限制血液在下肢的积蓄。与人体体型接触良好的赋型椅垫可为身体提供大范围的支持，二者结合能进一步提高人的耐力。因此，在航天中应将人体的头部和躯干相对于加速度矢量的角度、大腿和小腿相对于躯干的夹角都应维持在合理的限度之内。图 3 - 10 所示为刘光远等研制的离心机用凹模式合体躺椅。试验表明，这样的座椅可以保护人较顺利地耐受 + 15 ~ + 17 G_x，个别人可耐受更高的 G 值。

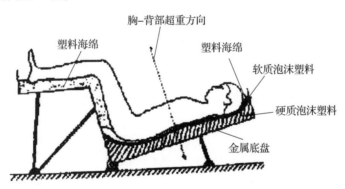

图 3 - 10　离心机用凹模式合体躺椅

（资料来源：刘光远，沈羡云，陈涤明. 重力生理学 - 理论与实践. 北京，国防工业出版社，1993，134 - 140）

3.4.2　抗荷服

抗荷服是一种物理性防护措施。它可以防止加速度作用期间由于惯性力和静水压力梯度引起的血流流向下肢，增加静脉回流，从而增加了心输出量、改善头部供血，提高人体的耐力。抗荷服在伴有长时间 + G_z 分量的加速度中特别有效。

抗荷服通常分为囊式和管式两种。囊式抗荷服（图3-11）有五个气囊，其中一个腹囊、两个大腿囊和两个小腿囊。要求驾驶员从 $+1.5 \sim 2\ G_z$ 时开始充气。充气速率各国大致相似，英、美等国的标准约为 10.32 kPa/g，俄罗斯和我国的标准为 6.65～9.9 kPa/g。在腹囊中都设有限制带，使它不要过分膨胀，以减轻腹部压痛。囊式抗荷服可提高 2.0g 左右的耐力，具体数值取决于它所覆盖的面积、服装设计及加压条件。管式抗荷服基本结构是使用拉伸系数小的材料制成紧身裤。裤子的两侧，由踝部至腹部各有一条可以充气的侧管，此管充气膨胀时，导压带将衣面拉紧时对肢体加压。这种抗荷服结构较复杂，单加压面积较大，压力分布均匀。经过合理设计，管式抗荷服的保护作用比囊式抗荷服更加有效，但使用较不方便。

为了满足载人航天长期飞行的需要，人们开始研制并使用一种拉带张紧式抗荷服。例如，俄罗斯在空间站长期飞行后使用这种抗荷服，以防止航天员在再入段 G 值增加时引起的晕厥。

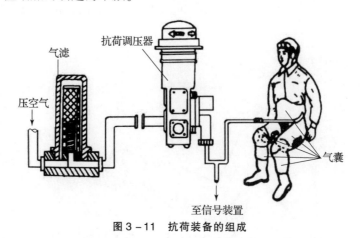

图3-11 抗荷装备的组成

3.4.3 对抗性生理动作

许多研究表明，采用生理性对抗动作可提高加速度耐力。生理动作有 Valsalva动作、M-1动作及L-1动作。Valsalva动作是完全关闭声门用力呼气，可提高耐力大约 1g。这种动作需要在加速度来到之前进行。憋气时间过长，胸内压增高，不利于静脉回流，可引起晕厥，故未被采用。国外普遍采用 M-1动作，即半闭声门，用力呼气，同时全身肌肉紧张持续 3～5 s，迅速吸气后，重复此动作，可提高耐力 1～2g。M-1动作必须经过专门训练，否则容易做成 Valsalva动作。由于 M-1动作刺激喉部引起不适，故近年来多采用 L-1动作。L-1的动作要领与 M-1相似，所不同的是 L-1动作完全关闭声门，用力呼气。其防护效果与 M – 1 相近似。

国洪章等提出"紧张调息增压动作"。它的特点是下肢和腹部肌肉紧张用力，同时维持较浅的胸式呼吸。由于不需要用力屏气，胸内压不增高，不影响静脉回流。飞行员受试者的离心机试验表明，可以提高 $+G_z$ 耐力 $2.25 \sim 3.0g$。薛月英等总结的经验是，在 $+G_x$ 作用期间，进行"主动紧张腹肌和腿肌，同时进行有规律呼吸"的抗 $+G_x$ 呼吸动作，可以有效地对抗腹内脏器对膈肌的上挤，减轻或消除 $+G_x$ 作用时呼吸困难和疼痛，对于提高 $+G_x$ 耐力十分有效。

3.4.4　加压呼吸

加压呼吸的防护原理是肺内压升高，减少了血液在肺循环中的淤积，提高了系统循环回路中的主动脉弓压。与其他防护性的呼吸技术相比，由于这种方法减少了外呼吸的做功，因而降低了能量消耗，增加了脑血管中的血压，从而减少了视觉紊乱。试验表明，采用加压呼吸时，动脉血氧饱和度降低程度减轻。在 $+10G_x$ 作用时采用加压呼吸，耐受时间可比常压呼吸耐受时间延长 67%。

3.4.5　体育锻炼与离心机训练

体育锻炼可有效地增强人体的体质。例如，短距离速跑和快速游泳可增强心血管应急调节能力，举重等抗阻力训练可以增强腿部肌肉、腹肌的紧张性。这些体育锻炼都有益于增强人的体质和提高人对加速度的耐力。据报道，马步半蹲、推举杠铃等训练可提高 $+G_z$ 耐力 $0.5g$，耐受时间也明显延长。但是，应注意，长跑等有氧运动训练对维持人对抗加速度耐力反而不利，其原因是高强度有氧运动锻炼使迷走神经紧张度过分增强，并使交感神经紧张度降低的缘故。

在航天飞行期间，尤其是长期航天飞行，体育锻炼也是非常必要的。此时锻炼的目的是改善低动力条件下的呼吸和循环调节功能，增加胸腹肌的静态持久力，使航天员处于最佳机能状态。已经有一些专门的体训方法在航天中得到应用，如自行车功量计、太空跑台、拉力器等。

离心机训练是提高加速度耐力的最有效手段之一，已经广泛应用于世界各国的航天员和飞行员的训练中。离心机训练可提高 $+G_z$ 耐力为 $2 \sim 2.5g$，$+G_x$ 耐力为 $1.6 \sim 5.8g$。高 G 训练是当前人体离心机训练的主要训练内容。外国空军训练方法和 G 模式主要为：①讲解高 G 值、高增长率 $+G_z$ 训练对人体影响的特点及防护，训练飞行员掌握和正确实施抗 G 动作；②检查松弛状态和实施抗 G 动作的 G 耐力；③在一定 G 负荷下训练实施抗 G 动作和跟踪射击能力；④体验模拟空战机动对人体的影响。

3.4.6　不同抗荷措施提高加速度耐力的比较

对各种正加速度防护装备或措施的效果见表 3 – 6。

表 3 – 6　多种正加速度防护装备或措施的效果比较

防护装备或措施	提高加速度耐力/g
M – 1 动作	1.7
L – 1 动作	1 ~ 2.0
抗荷服	1 ~ 1.5
美国标准抗荷服（五囊式）	约 2.0
美国标准抗荷服（侧管式）	约 2.0
英国标准抗荷服	< 1.5
法国 G4 型抗荷服	约 2.0
苏联抗荷服	1.5 ~ 2
后倾座椅（背角75°）	3.0
M – 1 动作 + 抗荷服	3.0
后倾座椅 + 抗荷服	4.4
后倾座椅 + M – 1 动作	5.3
M – 1 动作 + 抗荷服 + 后倾座椅	6.4
加压呼吸	0.7
上半身前倾30°	0.4
抬高双脚	0.4
吸入含5.2% CO_2 的混合空气	0.5
吸入含7.9% CO_2 的混合空气	0.9
G囊（全身浸在水中）	16

3.4.7　综合性防护措施

目前，单个防护措施提高 G 耐力有限，故多采用综合防护措施。美国空军对 14 名有经验的飞行员采用离心机训练、做 M – 1 动作、穿抗荷服试验研究，结果表明，受试者耐力明显提高。受试者均能耐受 7.5g、45 s，其中 9 人能耐受 9g，45 s 而不丧失视力。

对新一代高性能战斗机 + 10 ~ 12 G_z 的防护所采用的综合 G 防护措施为：预先充压大流量抗荷调压器—大覆盖面积囊式抗荷服—有胸部代偿的加压呼吸。在此基础上，可根据情况做抗 G 动作，以耐受更大的 G 值。

第 4 章

持续性旋转加速度生理效应与防护

|4.1 持续性旋转加速度的生理效应|

　　旋转对人体的影响：一是角加速度的作用，刺激人的前庭器官，引起植物神经反应，使人眩晕、恶心、呕吐或失去定向能力；二是径向加速度的作用，使血液向惯性力作用的方向转移。惯性力以旋转轴为零点，同时向头、足两端作用（正、负加速度同时作用于机体），使人产生类似对正、负加速度作用的生理反应，但又不同于单纯的正、负加速度的影响。

　　表4-1总结了不同暴露水平下不同类型的旋转运动对人已知的影响。

表4-1　旋转运动对人的影响

旋转轴	暴露水平	对多数人的影响
任意轴	6 r/min	没有先前经历的大多数人能忍受这种任意轴或复合轴旋转
	>6 r/min	大多数人很快恶心和失去方向感，通过逐渐暴露计划仔细准备的人除外
	12～30 r/min	大多数人一开始就不能忍受的旋转
	任意翻跟头	严重的方向知觉感丧失；伸手操控能力降级，最终干扰做出正确决定的能力

续表

旋转轴	暴露水平	对多数人的影响
俯仰	6 r/min	某些人能够耐受 60 min
	80 r/min	一般不能耐受；旋转中心在心脏水平时，表现为后向加速度（$-G_x$）症状，只能忍受几秒
	90 r/min	某些前向加速度效应（$+G_x$），即腿部麻木和受压迫感，还观察到缓慢进行性疼痛。没发现意识混乱和意识丧失，但在暴露几分钟后某些人在几分钟内出现方向知觉感丧失、头疼、恶心或精神抑郁
	160 r/min	以心脏为旋转中心，3～10 s 后由于循环效应独自出现意识丧失
	180 r/min	以髂骨棘（髋骨）为旋转中心，3～10 s 后由于循环效应独自出现意识丧失
偏航	60～90 r/min	当头和躯干向前倾斜偏离 Z 轴时，4 min 的旋转接近极限，虽然某些积极主动的人在相同模式下能忍受 90 r/min。除了极度脆弱的人外，耐力随着暴露而趋向改善
	90～100 r/min	不能耐受
滚转	TBD	

|4.2 持续性旋转加速度的耐力|

旋转对人体的影响与旋转速率、旋转中心、转轴轴向以及旋转持续时间等因素有关。一般来说，转速越快、时间越长，对人的影响也就越大；反之则小。沿身体 Y 轴的旋转比沿 Z 轴的旋转的影响更大，旋转轴位置通过身体下部较通过身体上部对人的影响要大。旋转中心位于心脏的旋转可引起血液向身体两端转移，头和下肢末端动、静脉血压升高和充血，直至脑循环停滞引起昏迷。研究表明，转速为 160 r/min、持续 3～10 s 的这类旋转即可使人丧失意识。在相同条件下，动物以 150～200 r/min 的转速旋转 2 min 后则发生死亡。旋转轴位于髂嵴连接部位的旋转，头部血液流体静压升高更多，与持续性负加速度类似。绕人体 Z 轴的旋转，一般转速不高，但持续时间较长，可达数分钟，能引起定向障碍、视力模糊、恶心以及类似负加速度的症状。

以眼结膜出血作为耐限指标，则人体对旋转的耐力大致如下：旋转中心在髂嵴连线处为 90 r/min、3 s 或 50 r/min、2 min。旋转中心在心脏处为 45 r/min、10 min 或 120 r/min、4 s。必须指出，在快速旋转时，人体还会受到减速过载等因素的影响，因此在确定人体对旋转的耐限时，还应考虑其他因素叠加效应的影响。

4.2.1 NASA3000 中给出的旋转耐力曲线

人对旋转的耐力与旋转的持续时间密切相关，NASA3000 中给出了旋转耐力曲线，如图 4-1 所示。

4.2.2 NASA3001 中规定的旋转限值

1. 旋转速度［V2 6065］

系统应该限制乘员暴露于偏航、俯仰、滚转情况下的旋转速度处于图 4-2 所规定的界限以下。

基本原理：图 4-2 中的界限代表在正常和非正常条件下乘员的持续旋转加速度的安全水平。暴露在这些限值之上时会严重影响人的机动操作能力及其

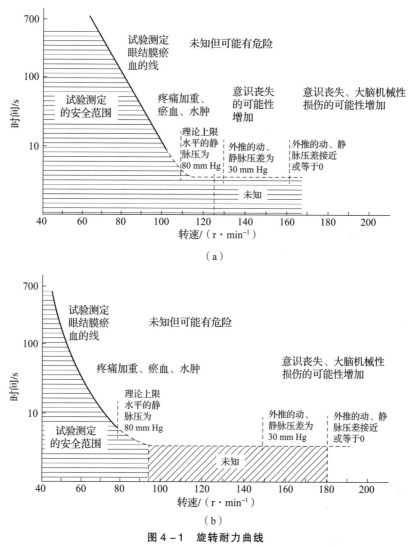

图4-1 旋转耐力曲线

(a) 以心脏为中心旋转；(b) 以髂峰为中心的旋转

（资料来源：Edelberg R, The Physiology of Combined Acceleration, Gravitational Stress in Aerospace Medicine, Gauer OH, Zuidema GD（editors）, Little Brown & Co., 1962）

与飞船的相互配合。返回地球的限值低于发射限值，其原因是乘员的能力退化，这种能力退化源自乘员暴露于低重力诱发的机体失调。对于发射异常中断或应急返回的极端条件下，限值较高，因为使乘员暴露于比正常经历更加严酷的旋转速度可能是不可避免的。人类从不被暴露于量级超过这些高界限的旋转速度，因为这将极大地增加能力丧失的风险，因此威胁乘员的生存。

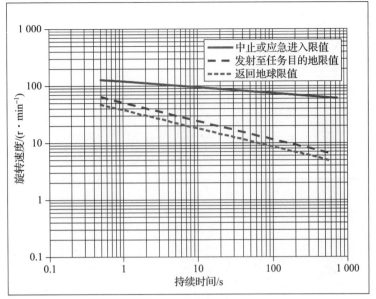

曲线中的数据

返回	脉宽/s	0.5	1	700
	转速/(r·min⁻¹)	47	37.5	4.5
发射	脉宽/s	0.5	1	700
	转速/(r·min⁻¹)	63	50	6
应急	脉宽/s	0.5	1	700
	转速/(r·min⁻¹)	129	120	60

图 4-2　旋转速度限值

4.2.2.2　持续性旋转加速度［V2 6066］

系统应该防止在偏航、俯仰或滚转情况下乘员暴露于超过 115（°）/s² 的持续性旋转加速度（大于 0.5 s）。

4.3　持续性旋转加速度的防护措施

不管是座椅弹射后的快速旋转，还是飞船返回大气层后的旋转，任何增加飞行稳定性的措施，均可以降低旋转速度，从而降低旋转对人体的不利影响。

（1）增加座椅系统的稳定性。对于弹射座椅的快速旋转，可以通过安装稳定伞，利用稳定伞的阻力矩来阻止座椅旋转，使得人—座椅系统保持良好的姿态。

（2）安装消旋装置。对于飞船返回大气层后的旋转，利用安装在返回舱顶部的消旋装置，通过反方向喷射气流，产生阻止舱体旋转的阻力矩，大大降低旋转对舱内乘员的影响。

（3）加强人体适应性训练。通过模拟旋转条件，在地面上进行适当的旋转适应性训练，可以改善人体对旋转的心理适应能力，有助于提高人对旋转的耐受限度。

第 5 章

冲击性直线加速度生理效应与防护

|5.1 冲击性直线加速度的生理效应|

关于冲击性直线加速度的生理效应，已从冲击人体试验、高空坠落和各类冲击事故中获得较多资料，其生理效应汇总如表5-1所示。在冲击性事故中头部发生损伤的概率较高，后果也较严重。冲击对身体其他部位的损伤包括软组织挫伤、骨折、组织压碎、膜或器官的破裂等。

表5-1 冲击性加速度的生理效应

冲击参数	生理系统	生理反应
$+5 \sim 15\ G_x$ $+15 \sim 30\ G_x$；$+9 \sim 12\ G_y$	心血管	心动过缓； 心律至少减慢5次； 冲击后心律立即降低
$> \pm 15\ G_x$，$500g/s$ $+12\ G_y$	心血管	血压降低，心脏节律紊乱； 晕厥，苍白
$> -26\ G_x$，$850g/s$，$0.002\ s$	肌肉	胸痛、背及颈部肌肉痛，颈部僵直 $1 \sim 3$天
$> +16\ G_z$，$1\ 160g/s$	骨骼	脊椎前部压缩性骨折

冲击参数	生理系统	生理反应
$\pm 15\ G_x$ $> -20\ G_x,\ 400 \sim 800 g/s$ $\pm 25\ G_x$ $> -25\ G_x,\ 1\ 000 g/s$	神经学方面	深部腱反射增强； 有欣快感，手抖，协调性降低； 深部腱反射消失数秒，然后机能亢进约 1 min； 在冲击后几分钟脑电波减慢
$-20\ G_x,\ 400 \sim 800 g/s$	血液学方面	冲击后 1 h 血小板降低，以后一周内血小板数高于对照组
$> +20\ G_x$	内分泌	肾上腺素的活性改变，尿 17 - 酮皮质类固醇分泌显著增加

|5.2　冲击性直线加速度的生理耐限|

在人体固定较好的情况下，一般以峰值 $35g$、增长率 $100g/s$、作用时间 $0.15 \sim 0.35$ s 作为人体对胸背向冲击过载的耐限。峰值 $20g$，增长率 $250 \sim 300g/s$，作用时间 0.2 s 作为向上弹射 $+G_z$ 的耐限（以脊柱骨折为判定标准）。对于救生伞开伞冲击过载，耐受标准为 $15 \sim 20g$，0.3 s；伞兵开伞冲击过载的生理允许限值为 $11g$。对于乘降落伞的着陆冲击的耐限为 $10 \sim 15g$，$0.02 \sim 0.15$ s。侧向冲击过载的耐限大约为 $20g$，作用时间 0.1 s 左右。

|5.3　冲击性直线加速度的损伤标准|

5.3.1　头部损伤准则

1. 头部损伤准则（HIC）

HIC 是由美国国家公路交通安全署（NHTSA）提出的，并被纳入 FMVSS

208 标准中。HIC 的计算公式为

$$\text{HIC} = \max\left[\frac{1}{t_2 - t_1}\int_{t_1}^{t_2} a(t)\,\mathrm{d}t\right]^{2.5} \cdot (t_2 - t_1) \qquad (5-1)$$

式中：t_2 和 t_1 为头部碰撞加速度曲线中的任意两个时刻；$a(t)$ 为头部三向合成加速度，大小用重力加速度的倍数 g 衡量。

FMVSS 208 要求 t_2 和 t_1 的时间差不能大于 36 ms（称为 HIC_{36}），对于第 50 百分位的男性，要求 HIC_{36} 不能超过 1 000。1998 年，NHTSA 也提出了 HIC_{15}，并建议对第 50 百分位的男性，要求最大值不超过 700。

为了确定 HIC 与颅骨和大脑损伤的关系，对现有的实验数据用正态分布、对数正态分布和二参数威布尔累积分布进行了统计分析，利用最大似然法求到最佳拟合。结果表明，运用对数正态分布得到了对数据最佳拟合。

可能发生颅骨骨折（AIS2 以上）的概率 p 可以由下式得到：

$$p = N\left[\frac{\ln(\text{HIC} - \mu)}{\sigma}\right] \qquad (5-2)$$

式中：$N[\,\cdot\,]$ 为累积正态分布；$\mu = 6.963\,52$，$\sigma = 0.846\,64$。

对于第 50 百分位的男性，$\text{HIC}_{15} = 700$，所对应的发生颅骨骨折以上损伤的可能性为 31%；$\text{HIC}_{36} = 1\,000$，所对应的发生颅骨骨折以上损伤的可能性为 48%。

2. 3 ms 准则

定义：在超过 3 ms 的持续时间内，加速度大小不应超过 $80g$。这项准则也已经纳入 ECE R21 和 ECE R25 法规中。美国 FMVSS 201 及 FMVSS 208 法规同样要求满足该准则。

5.3.2 颈部损伤准则

1. 颈部损伤准则（NIC）

博斯特伦等根据颈椎流体腔内的流体流动突变引起的压力梯度所造成的颈部损伤的假说，提出了 NIC。NIC 作为时间函数的定义在动物试验的基础上得到验证。研究发现，压力梯度（代表颈部损伤风险）可用头部重心相对于第一颈椎（T1）前后方向的速度和加速度来推断。NIC 的计算公式为

$$\text{NIC} = 0.2 a_{\text{rel}}(t) + v_{\text{rel}}(t)^2 \qquad (5-3)$$

当 NIC 超过 15 m^2/s^2 时，颈部承受轻微损伤的风险明显增加。该值一直被很好地用在事故分析研究中，并仍在继续使用。

2. 颈部损伤准则 N_{ij}

NHTSA 提出了损伤准则 N_{ij}，用来评价正面碰撞中的严重颈部损伤，包括由气囊展开引起的高 ΔV 所产生的严重碰撞情况。最近，N_{ij} 已经被 FMVSS 208 采用。N_{ij} 的计算公式为

$$N_{ij} = \frac{F_z}{F_{int}} + \frac{M_y}{M_{int}} \qquad (5-4)$$

式中：F_z 和 M_y 分别为颈椎轴向力和矢向弯曲力矩；F_{int} 和 M_{int} 为其相应的临界截距值。

因为 N_{ij} 包含轴向力和弯曲力矩，为评价所有可能的载荷情况，还必须考虑四个不同的值：N_{te} 用于拉伸和后弯曲；N_{tf} 用于拉伸和前弯曲；N_{ce} 用于压缩和后弯曲；N_{cf} 用于压缩和前弯曲。表 5-2 给出了用来计算 N_{ij} 的截距值。

表 5-2　FMVSS 208 中用来计算 N_{ij} 的截距值

假人	$M_{int}/(N \cdot m)$		F_{int}/N	
	前弯曲	后弯曲	压缩	拉伸
50% Hybrid Ⅲ	310	135	6 160	6 806
5% Hybrid Ⅲ	155	67	3 880	4 287
6 岁儿童	93	37	2 800	2 800
3 岁儿童	68	27	2 120	2 120

每种载荷情况下，N_{ij} 不应超过 1.0。对于长期和短期轻度损伤，N_{ij} 分别降为 0.2 和 0.16。

3. 单一载荷下的颈部损伤耐限

现行的 FMVSS 208 包含有颈部损伤准则，它由单独的压缩、拉伸、前切、前弯曲力矩、后弯曲力矩的耐受限度组成（表 5-3）。这些耐受限度值是在志愿者试验、尸体试验和假人试验的基础上得到的，适用于第 50 百分位男性假人。

表 5 - 3　FMVSS 208 颈部耐受限值

载荷条件	耐受限度
前弯曲	190 N·m
后弯曲	57 N·m
轴向拉伸	3 300 N
轴向压缩	4 000 N
剪切（前、后方向）	3 100 N

5.3.3　胸部损伤耐受限度与损伤准则

胸部损伤由压缩量、黏滞性、惯性载荷或它们的综合作用导致。胸部损伤的机制与载荷作用的速度有关，如图 5 - 1 所示。当过载速度较低时类似于静态载荷作用，这时胸部发生压缩性破坏，胸部相对变形量可作为判定损伤的指标；当载荷速度较高时，胸部损伤取决于变形量和变形速度，因此 VC 可作为判定损伤的指标；对于载荷速度极高的爆炸冲击，引起损伤的关键因素为载荷速度，在胸部几乎变形较小的情况下而出现损伤，尤其容易出现爆炸性肺损伤。受不同载荷状况下的胸部耐受限度通过不同的试验得以确定。此外，损伤准则的提出使特定的胸部载荷与受伤风险建立起了联系。常用的胸部损伤准则和耐受限度如表 5 - 4 和表 5 - 5 所示。

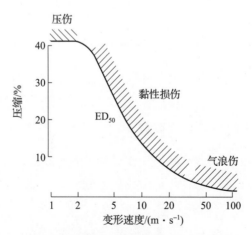

图 5 - 1　胸部三种损伤机制：压缩损伤（$C_{max} = 35\%$）、
黏性损伤（$VC_{max} = 1.0$ m/s）和爆炸损伤机制

表 5 - 4　正面碰撞中胸部耐受限度

耐受限度	损伤等级	参考文献
力： 胸骨为 3.3 kN 胸廓和肩部为 8.8 kN	轻微损伤 轻微损伤	Patrick 等（1969）
加速度：60g Hybrid Ⅲ 的 3 ms 值	骨折	FMVSS 208（旧版本）
位移量： 58 mm 52 mm 63 mm	无肋骨骨折 第 5 百分位 Hybrid Ⅲ 的上限 第 50 百分位 Hybrid Ⅲ 的上限	Stalnaker 等（1974） FMVSS 208 FMVSS 208
压缩： 20% 40%	肋骨开始骨折 连枷胸	Kroell 等（1971，1974） Kroell 等（1971，1974）
VC_{max}： 1.0 m/s 1.3 m/s	AIS≥4 的可能性为 25% AIS≥4 的可能性为 50%	Viano 和 Lau（1985）
胸部综合指数 CTI： $A_{max}/60g + d_{max}/76$ mm	AIS≥3 的可能性为 50%	Kleinberger 等（1998）

表 5 - 5　侧向碰撞中胸部耐受限度

耐受限度	损伤等级	参考文献
力： 7.4 kN 10.2 kN 5.5 kN	AIS0 AIS3 AIS≥4 的可能性为 25%	Tarriere（1979） Tarriere（1979） Viano（1989）
加速度： T8 - Y 轴 45.2g T12 - Y 轴 31.6g 60g	AIS≥4 的可能性为 25% AIS≥4 的可能性为 25% AIS≥4 的可能性为 25%	Viano（1989） Viano（1989） Cavanaugh（1993）

耐受限度	损伤等级	参考文献
胸部损伤指数 TTI（d）：		
85g	四门车 SID 假人测试最大值	FMVSS 214
90g	二门车 SID 假人测试最大值	FMVSS 214
145g	AIS≥4 的可能性为 25%	Cavanaugh（1993）
151g	AIS≥4 的可能性为 25%	Pintar（1997）
单侧胸部压缩：		
35%	AIS3	Stalnaker（1979）
33%	AIS≥4 的可能性为 25%	Cavanaugh（1993）
胸部整体压缩：38.4%	AIS≥4 的可能性为 25%	Viano（1989）
单侧胸的 VC_{max}：0.85 m/s	AIS≥4 的可能性为 25%	Cavanaugh（1993）
胸部整体的 VC_{max}：		
1.0 m/s	AIS≥3 的可能性为 50%	Viano（1989）
1.47 m/s	AIS≥4 的可能性为 25%	Viano（1989）

1. 加速度和力准则

为了量化胸部载荷，早期的研究主要集中在加速度上。FMVSS 208 规定：在正面碰撞中持续 3 ms 以上时间的脊椎加速度不超过 60g。与加速度密切相关的是力的耐受限度。试验研究结果表明，单个加速度或者力的准则作为胸部损伤的可靠性是相当有限的。这两个准则都没有将胸部的黏滞性考虑进去。因此，人们又制定了更复杂的损伤准则以获得与试验结果更好的相关性。

2. 胸部损伤指数（TTI）

TTI 是用于侧面碰撞中的胸部损伤准则。该准则假设损伤的发生与被撞侧胸廓下侧的最大侧向加速度平均值相关。另外，TTI 考虑了试验对象的体重和年龄，因此综合了运动信息与试验对象个人体型参数。TTI 的定义为

$$TTI = 1.4 AGE + 0.5 (RIB_y + T12_y) \left(\frac{m}{m_{std}} \right) \qquad (5-5)$$

式中：AGE 为试验对象的年龄（岁）；RIB_y 为被撞侧第 4 根和第 8 根肋骨侧向

加速度绝对值的最大值（g）；T12$_y$ 为第 12 胸椎侧向加速度绝对值最大值（g）；m 为试验对象的体重（kg）；m_{std} 为标准质量（75 kg）。

使用第 50 百分位的美式侧碰撞假人进行试验评估时，可以计算另一个版本的 TTI，称为 TTI(d)。上述公式中的年龄忽略，质量比取 1.0，求出的即是 TTI(d)。

3. 压缩准则

试验研究表明，胸部的最大压缩量与 AIS 有密切的关系。压缩准则 C 定义为：胸部的变形量除以胸部的厚度，由此建立了以下关系式：

$$AIS = -3.78 + 19.56C \tag{5-6}$$

胸部厚度为 230 mm 的第 50 百分位男性假人的胸部变形为 92 mm 时，最大压缩量 $C = 92/230 = 40\%$，将其代入式（5-6）得到 AIS 为 4 级。FMVSS 允许在正面碰撞时第 50 百分位男性 Hybrid Ⅲ 假人最大变形量为 76 mm。

4. 黏性准则（VC）

黏性准则也称为软组织准则，是考虑到软组织损伤取决于压缩量和压缩速度而制定的胸部区域的损伤准则。VC 值是指胸部变形速度和胸部变形量瞬时值的乘积的最大值。这两个值是通过测量肋骨变形（侧撞）或胸部变形（正撞）确定的，即

$$VC = v(t)C(t) = \frac{d[D(t)]}{dt}\frac{D(t)}{b} \tag{5-7}$$

式中：$v(t)$ 为由变形量 $D(t)$ 微分得到的变形速度（m/s）；$C(t)$ 为瞬时压缩函数，即变形量 $D(t)$ 和初始的躯体厚度 b 之间的比值。

通常 VC 的最大值 VC_{max} 与胸部损伤风险密切相关。ECE R95（侧面碰撞）和 ECE R94（正面碰撞）都要求 $VC_{max} \leq 1.0$ m/s。

5. 胸部综合指数（CTI）

CTI 综合了压缩量和加速度响应，代表了前碰撞中的损伤准则，描述了安全气囊和安全带两者的载荷。CTI 的定义是根据脊椎的合成加速度 3 ms 值和胸部的变形量进行评估。CTI 通过下式进行计算：

$$CTI = \frac{A_{max}}{A_{int}} + \frac{D_{max}}{D_{int}} \tag{5-8}$$

式中：A_{max} 为脊椎合成加速度 3 ms 单峰值（g）；A_{int} 为 3 ms 截距参考值（g）；D_{max} 为胸部变形量（mm）；D_{int} 为变形量的截距参考值。

FMVSS 208 中采用了 CTI 值，不同假人被定义了不同的截距值。例如，第 50 百分位的 Hybrid Ⅲ 假人 A_{int} 取值 85g，D_{int} 取值为 102 mm。

5.3.4　腹部损伤准则

腹腔是人体中一个容易受损伤的部位。在交通事故中，钝器撞击很常见。虽然它造成的损伤初始时并不明显，但可能有生命危险。例如，在侧面碰撞造成的严重损伤中，有 1/4 是腹部损伤。在探讨腹部生物力学响应时，很难进行实验研究，而且获得的结果也难以解释。因此，目前仍然缺乏关于其损伤机理的知识和相应的损伤预测参数。

一些研究表明，类似于胸部的碰撞，腹部的损伤程度与最大碰撞速度和最大腹部压缩量二者的乘积有很大关系。此外，力的最大值 F 和最大的腹部压缩量 C 的乘积与 AIS4 以上损伤的可能性关系很大。到目前为止，只有欧洲的侧碰试验规则（ECE R95）提出了一个腹部加载的极限水平。使用 Euro – SID 假人得出的腹部力峰值要求小于或等于 2.5 kN 内部力（相当于 4.5 kN 外部力）。

5.3.5　脊柱损伤准则

在 $+G_z$ 冲击下脊柱经常发生损伤，特别是上腰和下胸段损伤的概率最大。脊柱损伤是座椅弹射及摔机着陆时常见的损伤。脊柱压缩性骨折在向上弹射座椅所造成的损伤中占有很高的比例。20 世纪 70 年代以来，美国空军开始采用动态响应指数（DRI）作为评定弹射的耐力指标。

DRI 是以人体单自由度模型为基础的，用该模型可以模拟人对垂直向上的冲击性过载的反应。该模型把人体表示为由质量、弹簧和阻尼等组成的单自由度动力学系统，如图 5 – 2 所示。

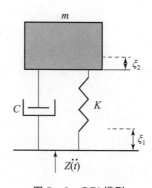

图 5 – 2　DRI 模型

图 5 - 2 的单自由度动力系统方程为

$$\ddot{Z}(t) = \ddot{\delta} + 2\zeta\omega_n\delta + \omega_n^2\delta \qquad (5-9)$$

式中：$\ddot{Z}(t)$ 为沿纵向测量的冲击加速度；δ 为系统的相对位移，$\delta = \xi_1 - \xi_2$，$\delta > 0$ 表示压缩；ζ 为阻尼系数，$\zeta = \dfrac{C}{2m\omega_n}$；$\omega_n$ 为自然频率，$\omega_n = \sqrt{\dfrac{K}{m}}$。

DRI 模型由下式定义：

$$\mathrm{DRI} = \frac{\omega_n^2\delta_{max}}{g}\left(= \frac{m\omega_n^2\delta_{max}}{mg} = \frac{K\delta_{max}}{mg} = \frac{F_{max}}{mg}\right) \qquad (5-10)$$

式（5 - 10）表明，在动态情况下，DRI 值是人体脊柱承受的最大过载值。

美国空军规范 MIL - S - 9479B 规定：向上弹射时，当座椅和垂直线夹角 $\theta \leqslant 5°$，温度 21℃，以脊柱骨折概率 5% 作为人体耐受弹射动力的安全界限时，DRI 为 18；当 $\theta > 5°$ 时，DRI 为 16。

DRI 是根据脊柱压缩量的大小考虑的参数，因此它与脊柱的损伤密切相关。图 5 - 3 表示动态响应指数与试验数据和实际飞行事故调查资料的脊柱损伤概率的相关性。

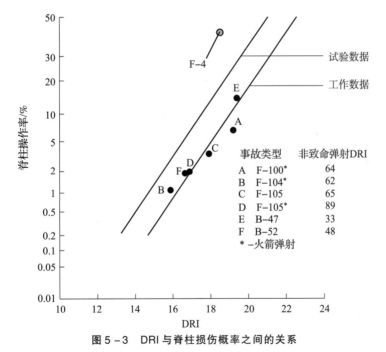

图 5 - 3　DRI 与脊柱损伤概率之间的关系

（资料来源：Brinkley JW，Shaffer JT. Dynamic simulation techniques for the design of escape systems：Current applications and future Air Force requirements，Aerospace Medical Research Lab. AMRL TR - 71 - 29 - 2，1971，AD - 740439）

当试验假人弹射离机时，除了产生 $+G_z$ 方向的加速度外，同时还有气动力等因素的作用，可产生 G_x 和 G_y 方向的加速度，因此人体实际会受到多方向的加速度作用。对于这种情况，美国空军阿姆斯特朗实验室提出的多轴动态响应指数 MDRC 衡量生理耐限更为合理，其计算得到的 β 值应小于 1。β 值的计算公式为

$$\beta = \sqrt{\left[\frac{\mathrm{DR}_x(t)}{\mathrm{DR}_x^{\lim}}\right]^2 + \left[\frac{\mathrm{DR}_y(t)}{\mathrm{DR}_y^{\lim}}\right]^2 + \left[\frac{\mathrm{DR}_z(t)}{\mathrm{DR}_z^{\lim}}\right]^2} \qquad (5-11)$$

式中：$\mathrm{DR}_x(t)$、$\mathrm{DR}_y(t)$、$\mathrm{DR}_z(t)$ 分别为人体 X、Y、Z 轴的动态响应，可根据每个轴向的单自由度模型计算，其计算所需的模型参数见表 5-6；$\mathrm{DR}_x^{\lim}$、$\mathrm{DR}_y^{\lim}$、$\mathrm{DR}_z^{\lim}$ 分别为人体 X、Y、Z 轴动态响应的极限值，根据损伤风险不同，各自取不同的允许极限值，见表 5-7。

表 5-6　MDRC 中人体单自由度模型的常数

参数	X 轴		Y 轴		Z 轴	
	眼球向外	眼球向内	眼球向左	眼球向右	眼球向上	眼球向下
	$x<0$	$x>0$	$y<0$	$y>0$	$z<0$	$z>0$
ω_n	60.8	62.8	58.0	58.0	47.1	52.9
ζ	0.04	0.2	0.09	0.09	0.24	0.224

表 5-7　MDRC 标准中动态响应的极限值

损伤风险水平	$\mathrm{DR}_x^{\lim}$		$\mathrm{DR}_y^{\lim}$		$\mathrm{DR}_z^{\lim}$	
	眼球向外	眼球向内	眼球向左	眼球向右	眼球向上	眼球向下
	$\mathrm{DR}_x<0$	$\mathrm{DR}_x>0$	$\mathrm{DR}_y<0$	$\mathrm{DR}_y>0$	$\mathrm{DR}_z<0$	$\mathrm{DR}_z>0$
低度风险	-28	35	-14[-15]*	14[15]*	-13.4	15.2
中度风险	-35	40	-17[-20]*	17[20]*	-16.5	18.0
高度风险	-46	46	-22[-30]*	22[30]*	-20.4	22.8

＊表中［·］的数值假定使用了侧向支撑（限制侧向身体运动）。

5.3.6　骨盆及下肢损伤准则

1. 压缩力准则

为了保护髋部—大腿—膝盖这段部位，FMVSS 208 中定义了股骨的轴向最

大压缩力小于 10 kN。ECE R94 中定义的胫骨压缩力准则（TCFC）传递到假人的每根胫骨的轴向力应小于 8 kN。

2. 股骨力准则（FFC）

ECE R94 中定义的 FFC 对作用在股骨上的压力大小以及压力持续时间进行评定。股骨轴向压缩力：当持续时间 $t < 10$ ms 时，$F = 9.07 - 0.149t$；当 $t \geqslant 10$ ms 时，$F = 7.58$ kN。

3. 胫骨指数（TI）

TI 包括胫骨上的弯矩以及轴向力。TI 的目的是防止胫骨干骨折。TI 的计算公式为

$$\text{TI} = \frac{M}{M_{\text{crit}}} + \frac{F}{F_{\text{crit}}} \tag{5-12}$$

式中：M 为弯矩（N·m）；F 为轴向压缩力（kN）；M_{crit} 和 F_{crit} 分别为临界截距值，对于第 50 百分位的男性来说，分别等于 225 N·m 和 35.9 kN。

这些临界值由胫骨静态弯曲试验得到。ECE R94 规定每根胫骨顶端和底端最大 TI 不应超过 1.3。

5.3.7　上肢损伤准则

到目前为止，还没有评估上肢损伤风险的程序和法规，也没有结论性的损伤准则或者试验草案被执行。

通过把 SAE 臂，即一个安装了传感器的第 5 百分位的女性上肢，安装在 Hybrid Ⅲ 假人身上，Bass 等发现假人前臂力矩为（61±13）N·m 时代表着尺骨或桡骨骨折风险 50%，力矩为（91±14）N·m 时对应于尺骨和桡骨同时骨折的风险为 50%。

|5.4　冲击性直线加速度的防护措施|

5.4.1　座椅系统的优化设计

不管是航空座椅弹射救生、直升机抗坠毁，还是地面车辆碰撞，乘员均坐在座椅上，其对人体提供支撑和保护作用。因此，座椅系统的设计对于保护冲

击环境中乘员的安全至关重要。座椅的强度和抗变形能力必须满足高过载要求；座椅的尺寸及结构设计必须符合人体工程学要求；性能稳定、安全可靠。座椅中包含椅垫，包括坐垫和靠背垫。椅垫一般具有与乘员身体最大贴合接触面积的外形，不仅起到舒适作用，它还能够使乘员保持良好姿态，通过有效的缓冲和能量吸收，减少传递给人体的冲击或振动。因此，性能优良的椅垫也有助于提高乘员的抗冲击能力。

5.4.2　束缚与固定

在冲击环境中，一般情况下要求乘员通过安全带固定在座椅上，以防止乘员在冲击过程中与周围介质发生二次碰撞损伤。此外，乘员在座椅上固定得越有效，对加速度的耐力也越高。例如，在高速汽车碰撞中，使用一根腰带和一根肩带的乘员生存机会远高于未固定者。美军标 MIL – S – 58095 中规定：在抗坠毁座椅中使用"五点式约束系统"，即双肩带、双腰带、负 G 带 5 点约束。这样的束缚系统可有效防止因躯干受力而扭转，并且防止突然减速时腰部发生的"下潜"损伤。

5.4.3　缓冲吸能措施

利用车辆或飞行器结构在碰撞或者冲击时能依靠自身或者附加装置发生屈曲、断裂等破坏形式来缓解冲击载荷，吸收冲击能量，从而保护乘员安全。一般来说，吸能结构设计要满足下列要求：①能量的转换必须以不可逆的形式进行；②在碰撞过程中吸能结构碰撞的峰值应低于引起乘员损伤的阈值；③能量吸收结构必须有一定的变形距离；④能量吸收结构必须具有轻的质量和高的比能量吸收能力。例如，泡沫铝是一种集多种优良性能于一身的结构功能性材料，具有高的比强度、阻尼、比表面积、冲击能量吸收、隔热、隔声和电磁屏蔽等性能。在承受压力时，其应力—应变曲线上具有很长的平台段（塑性变形段），使大量的动能以应变能的形式耗散，因此可用作优良的撞击防护材料。

为了保护头部冲击伤，通常使用头部保护头盔，它利用其外壳的变形和内部衬垫的作用，缓冲和吸收头部冲击载荷，从而有效避免头部严重创伤。在汽车碰撞中，安全带和缓冲气囊的配合，大大减轻了车内乘员的损伤程度，提高了生存机会；在直升机抗坠毁座椅中，使用吸能杆，有效保护飞行员的生命安全；在载人飞船返回地球过程中，利用降落伞减速，并在接近地面前点燃缓冲火箭，使得飞船实现软着陆。

|5.5　人体对冲击响应的建模与仿真|

由于计算机技术和数字化方法的发展，计算机仿真已经成为一个重要的工具，并在损伤生物力学领域被广泛应用。人体模拟技术被成功地用于计算机仿真，以研究人体的生物力学响应和可能的损伤机理。

使用最广泛的仿真技术是基于刚体动力学的多体系统方法和基于连续介质力学的一种特殊形式有限元法。多体系统的性能通过在系统上作用的外力来进行分析，它适用于整体运动响应的模拟。采用各种通过铰链连接的刚体来模拟人体，并赋予这些刚体惯性和质量特性，能够用于模拟冲击过程中人体总体运动响应。第一个人体模型在 20 世纪 70 年代就已经提出，至今已经有许多经过验证的模型可供使用。例如，MADYMO 软件可能是在有关车内乘员安全问题研究中使用最多的多体动力学程序。应用于冲击损伤领域的有限元模型，通常使用基于显式积分算法来求解。常用的软件有 LS – DYNA、ABAQUS、DYT-RAN、RADIOSS 等。有限元法能够对人体在冲击过程中的动态响应进行详细分析。例如，有限元模型可以提供碰撞过程中脑部组织的应力分布情况，这些重要的结果有助于对弥散性脑损伤的理解。

上述两种技术在计算机仿真方面各有优缺点。有限元法能够对复杂形体和有关接触作用问题作详细研究。在考虑碰撞仿真时，对局部变形和应力分布的研究是这种方法的最大优点。因此，可以使用该方法对人体特定部位建模，分析损伤机理。其缺点是对复杂形体详尽的描述需要大量的单元，因此需要大量的计算，需要高性能的计算机几天的时间才能完成计算。多体模型的计算时间通常很短，仅需对少数的常微分方程进行处理，因此多体模型仿真比较适合于许多设计优化工作。为了便于理解人体冲击动力学建模与仿真分析，下面给出一个典型例子——性别差异对乘员动态响应影响的仿真分析。

5.5.1　人—椅系统模型的建立

本研究使用 Pro/E 建立座椅和坐垫的三维几何结构模型，然后使用 Hyper-Works 软件中的 HyperMesh 模块进行了网格划分，其中座椅采用壳单元，坐垫的环氧树脂层采用壳单元，坐垫的泡沫层使用六面体的体单元。座椅的材料使用的是铝合金，弹性模量为 90 GPa，屈服强度为 0.65 GPa；坐垫泡沫材料的初始弹性模量为 0.042 5 MPa，初始密度为 0.077 82 g/cm³，环氧树脂层材料的弹性模量 8 GPa，密度 1.275 g/cm³。座椅和坐垫的环氧树脂层材料本构均采用的是 Johnson – Cook 材料本构模型，即弹塑性材料本构模型；坐垫聚氨酯泡沫层采用的材料本构是 RADIOSS 显式瞬态求解器里适用于体单元的泡沫材料模型的/MAT/LAW70。座椅有限元模型共有 71 137 个单元和 77 210 个节点，二维单元的网格质量一般认为雅可比大于 0.6 为可接受的，三维单元的网格质量一般认为雅可比大于 0.5 为可接受的，我们建立的座椅模型满足计算要求。

使用 HyperWorks 软件中 HyperCrash 前处理模块进行人—椅系统的碰撞建模，以及束缚带创建。假人有限元模型使用第 50 百分位 Hybird Ⅲ 男性假人，通过软件中的姿态调节功能，进行了假人姿态的调整，使其呈卧姿置于座椅内。根据实际物理状态，假人受到重力会压缩坐垫，因此先对假人和坐垫之间进行了预应力计算，重新调整了假人姿态以及坐垫状态。男性物理假人—椅冲击试验的状态如图 5 – 4 所示，所建立的男性假人—椅系统的有限元模型如图 5 – 5 所示。

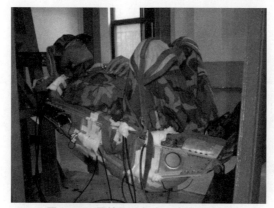

图 5 – 4　男性物理假人—椅冲击试验

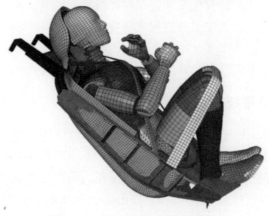

图 5 – 5　男性假人—椅系统模型

5.5.2　人—椅系统模型的标定

为了验证建立的人—椅系统模型的正确性和可靠性，通过使用在冲击塔上做的假人模拟着陆冲击试验数据，以试验边界条件和载荷作为模型输入进行仿真计算，然后比对仿真计算结果和试验结果，对建立的人—椅系统模型标定。

使用两组不同高度的冲击试验数据进行标定，第一组冲击载荷以冲击塔平台提升高度为 2 m 的工况作为仿真计算的输入，通过仿真计算得到假人胸部 X 向、头部 Z 向和椅摆中心三个点的冲击加速度响应，与试验的对应部位进行对比标定人—椅系统模型。

在标定过程中根据计算结果和试验结果的对比，通过对工况的分析，精确了加速度作用时刻系统的初速度，根据实际约束对座椅约束进行了修正；通过对坐垫的聚氨酯泡沫材料和环氧树脂层材料的试验对初始弹性模量和初始密度进行了调整，重新修正了坐垫聚氨酯泡沫材料的加载曲线。

我们通过第二组 1.5 m 的工况试验数据对上述标定后的模型进行了二次标定和验证，仿真计算得到假人胸部 X 向（假人胸—背方向）、头部 Z 向（假人头盆向）和椅摆中心三个点的冲击加速度响应，然后与试验数据进行比对。

5.5.3　标定结果

第一组试验数据为以平台提升高度为 2 m 平台加速度，作为仿真计算的输入进行定标，得到胸部 X 向、头部 Z 向和椅摆中心三个点的冲击加速度响应，结果如图 5 - 6 ~ 图 5 - 8 所示。

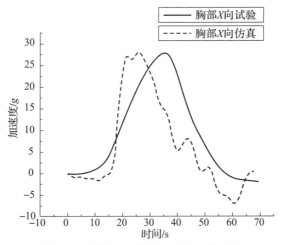

图 5 - 6　男性假人胸部 X 向加速度响应

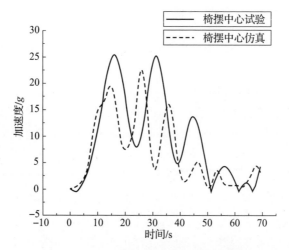

图 5-7　人—椅模型椅摆中心加速度响应

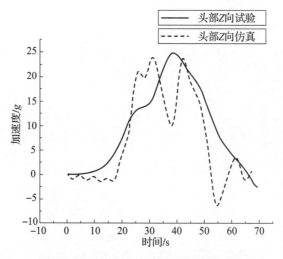

图 5-8　男性假人头部 Z 向加速度响应

　　第二组试验数据为以平台提升高度为 1.5 m 平台加速度，作为仿真计算的输入进行检验标定是否准确，得到假人胸部 X 向、头部 Z 向和椅摆中心 3 个点的冲击加速度响应，如图 5-9 ~ 图 5-11 所示。

　　对人—椅系统模型的标定结果见表 5-8。由图可以看出，在假人胸部 X 向、椅摆中心和头部 Z 向的仿真结果和试验结果的加速度峰值都很好地吻合，可以认为所建立的男性假人—椅系统模型是准确可靠的，可以进行不同冲击等级的仿真计算。

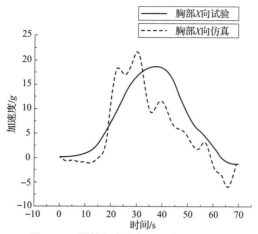

图 5 - 9　男性假人胸部 X 向加速度响应

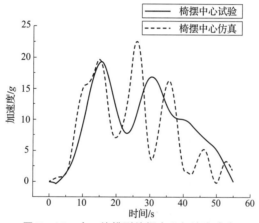

图 5 - 10　人—椅模型椅摆中心加速度响应

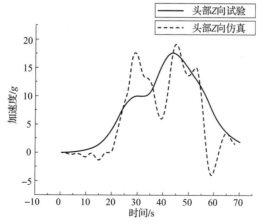

图 5 - 11　男性假人头部 Z 向加速度响应

表 5 – 8　两组不同高度的冲击试验数据标定结果

试验项目	第一组				第二组			
	试验结果		仿真结果		试验结果		仿真结果	
	幅值/g	脉宽/ms	幅值/g	脉宽/ms	幅值/g	脉宽/ms	幅值/g	脉宽/ms
头部 Z 向	24.8	51	23.9	34.15	17.66	57.0	19.15	36.7
胸部 X 向	27.85	44	28.0	37.05	18.5	49.0	21.7	41.5
椅摆中心	22.7	49.0	25.3	44.7	19.35	49.0	22.65	43.9

5.5.4　性别差异对乘员动态响应影响的仿真结果

随着越来越多的女性航天员进入太空，研究性别差异是如何影响航天员的生物力学动态响应显得非常必要。以相同的方法，使用 HyperWorks 软件中 Crash 模块进行人—椅系统的碰撞建模，假人—椅有限元系统模型中使用的是第 5 百分位 Hybrid Ⅲ 女性假人。通过软件中的姿态调节功能，进行了女性假人姿态的调整，使其呈卧姿置于座椅内。本研究所建立的女性假人—椅系统的有限元模型如图 5 – 12 所示。

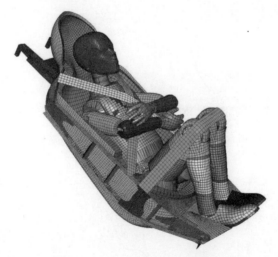

图 5 – 12　女性假人—椅系统模型

男性与女性在相同 G 值下动态响应的差异分析，以峰值为 26g、脉宽为 45 ms 的冲击加速度为输入，系统初始速度为 5.9 m/s，通过 HyperWorks 下的 RADIOSS 求解器进行了仿真计算。男性和女性假人头部、肩部、胸部和骨盆部位的加速度响应峰值和脉宽的比较，见表 5 – 9。胸、背方向加速度响应曲线的对比如图 5 – 13 所示，头—盆向加速度响应曲线的对比如图 5 – 14 所示。

表 5-9 男性与女性相同冲击工况下加速度响应对比

试验项目	加速度峰值/g			加速度脉宽/ms		
	男性假人	女性假人	Δ/%	男性假人	女性假人	Δ/%
头部 G_x	53.2	31.9	−40.0	22.8	34.4	50.8
头部 G_z	23.9	34.7	45.2	38.3	42.7	11.5
肩部 G_x	31.1	44.7	43.7	30.2	28.6	−5.3
肩部 G_z	24.5	53.9	120.0	52.1	28.3	−45.7
胸部 G_x	28.3	38.0	34.3	31.7	25.6	−19.2
胸部 G_z	26.8	29.2	9.0	49.3	49.8	1.0
骨盆 G_x	25.7	34.0	32.3	42.5	28.4	−33.2
骨盆 G_z	21.7	29.8	37.3	45.2	40.8	−9.7

注：Δ 表示男性和女性之间的差值相对百分比，正值表示女性大于男性，负值表示男性大于女性。

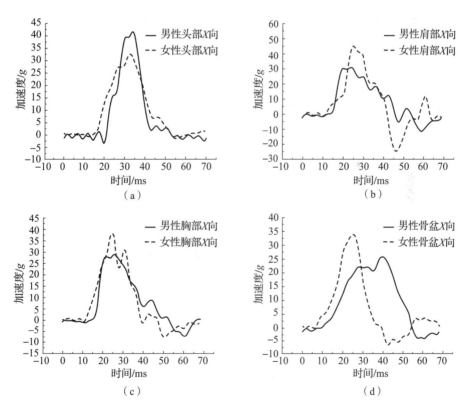

图 5-13 男性、女性假人重要部位胸、背向加速度响应对比

（a）头部；（b）肩部；（c）胸部；（d）骨盆

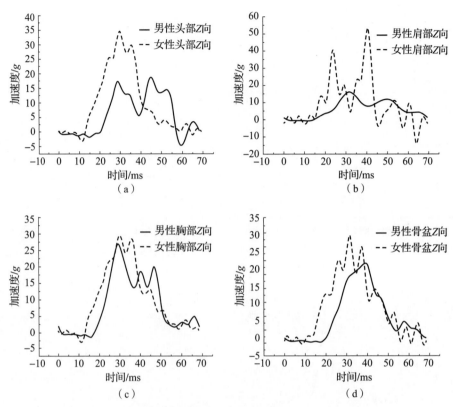

图 5-14　男性与女性假人重要部位头—盆方向加速度响应对比

(a)头部；(b)肩部；(c)胸部；(d)骨盆

5.5.5　结论

在胸背向，假人肩部、胸部和骨盆加速度峰值女性比男性高，而在头部男性比女性高。在头—盆方向，头部和肩部加速度峰值女性比男性高，骨盆加速度峰值女性比男性高，在胸部也是女性比男性高。

通过性别差异的研究发现，女性头部、肩部和骨盆部位在头—盆方向的加速度响应均明显大于男性，在相同冲击载荷条件下，女性在这些部位相对于男性更容易受到损伤。返回舱中对乘员在头—盆方向的防护本来就存在不足，而女性更加容易受到损伤，在女性航天员越来越多地参与航天任务形势下，通过优化坐垫材料对乘员头—盆方向重要部位进行防护显得更加有意义。

|5.6　冲击性直线加速度环境的安全性评价|

在新车投入市场以前、新研发的航空航天救生装备投入使用前、新研发的载人飞行器交付使用前均需要通过一系列与乘员安全相关的试验，涉及冲击环境中乘员安全性评价问题。这些试验必须满足相应试验规范的要求，最终依据相应的评价标准对乘员安全性做出明确的评价。例如，欧盟经济委员会的 ECE 法规，其中 ECE R94 是前碰撞保护规程，ECE R95 是侧碰撞规程。在美国，联邦机动车安全标准 FMVSS 208 和 FMVSS 214 分别适用于前碰撞和侧碰撞试验及安全性评价。在航空航天领域，也有相应的试验规范和评价标准。

在航空航天领域，冲击环境地面模拟试验是通常采用的手段。模拟试验条件的制定是至关重要的，不仅要考虑正常飞行的冲击载荷，还要考虑应急逃逸情况及意外情况下的冲击载荷。对于着陆冲击来说，不仅需要模拟真实着陆速度，还需要考虑着陆场地土壤的力学性能及坡度等接近于真实情况，同时还要考虑风速、风向的影响。另外，由于冲击载荷的量级较高，存在不确定性和损伤风险，因此不能以活人为试验对象。具有与人相似力学特性的假人已经成为标准化的受试对象。目前，使用频率最高的是 Hybrid Ⅲ 假人。随着生物力学研究的发展，性能更加完善的假人将会应用于安全性评价试验中。在试验中，除了要测量冲击环境的加速度外，还要采集假人关键部位动态响应的数据，首先按照规范对采集的数据进行滤波处理；然后再判读特征参数，如峰值、作用时间、G 值增长率、速度变化量等。还要进一步分析处理，得出损伤指标参数的具体数值，如 HIC 值、DRI、CTI、VC_{max} 等；最后按照相关标准，给出安全性评价意见。下面重点介绍美国 FMVSS 评价指标和欧盟 ECE 标准的比较，以及美国深空探测"猎户座"计划中准备采用的基于 THOR 假人的损伤评估指标的参考值。

5.6.1　汽车碰撞中 FMVSS 和 ECE 评估指标的比较

FMVSS 和 ECE 规程相似，但是假人的类型、测试条件或评估方法则有所不同，并且有的地方用了不同的乘员耐受限度值，二者评估指标的比较见表 5 – 10。

表 5 – 10　FMVSS 和 ECE 评估指标的比较

测试部位	前碰撞评估指标	
	FMVSS 208	**ECE R94**
假人	Hybrid Ⅲ 第 50 百分位男性假人，第 5 百分位女性假人	两个 Hybrid Ⅲ 第 50 百分位男性假人
头部	$HIC_{15} < 700$	$HPC < 1\,000$，$a_{3ms} < 80\ g$
颈部	$N_{ij} \leq 1.0$，$-4.17\ kN < F_z < 4.0\ kN$（第 50 百分位 Hybrid Ⅲ 男性）$-2.62\ kN < F_z < 2.52\ kN$（第 5 百分位 Hybrid Ⅲ 女性）	$M_{ext} < 57\ Nm$
胸腔	$a_{3ms} < 60\ g$，变形 $\leq 63\ mm$（第 50 百分位 Hybrid Ⅲ 男性）变形 $\leq 52\ mm$（第 5 百分位 Hybrid Ⅲ 女性）	变形 $< 50\ mm$ $VC < 1.0$
股骨	轴向力 $< 10\ kN$	不可超出给定的力区间
膝盖		错位 $< 15\ mm$
胫骨		轴向力 $< 8\ kN$，胫骨指数 $TI \leq 1.3$
测试部位	侧碰撞评估指标	
	ECE R95	**FMVSS 214**
假人	ES – 2，SID Ⅱ s	一个 Euro – SID
头部	$HIC_{36} < 1\,000$（两种假人）	$HPC < 1\,000$
胸腔	$A_{max} < 82\ g$（两种假人），胸部最大变形 $< 42\ mm$（ES – 2）	$VC < 1.0$
腹部	$F < 2.5\ kN$（ES – 2）	内力 $< 2.5\ kN$
骨盆	$F < 5.1\ kN$（SID Ⅱ s），$F < 6\ kN$（ES – 2）	耻骨力 $< 6\ kN$

注释：HPC 和 HIC_{36} 的计算公式相同，差别在于当头部碰撞的起点和终点时刻可以确定时，HPC 为这段时间内的最大值。

5.6.2　基于 THOR 假人的损伤评估参考值

载人航天历史事实表明，发射段和返回段是事故多发阶段，其安全风险较高。如何在地面模拟试验中或通过仿真手段预测航天员在发射中止飞行或返回着陆等情况下的过载损伤风险，是一个具有挑战性的难题。在地面模拟试验或仿真试验中，通常需要使用假人作为航天员的替身经受各种复杂冲击过载的考验，通过测试数据或仿真计算分析航天员损伤的风险，并通过采取有效的防护措施以降低损伤风险至最低程度。在这些研究中，所使用假人的生物逼真性至关重要，直接影响到测试数据的正确性和评估结论的可靠性。美国国家航空航天局（NASA）在"猎户座"计划中，组织专家组专门论证了在当前技术条件下选择什么样的假人进行冲击过载损伤风险测试和评估最为合适。最终分析结果认为，THOR 假人是当前最适合的假人。专家组还结合载人航天实际情况及可接受的风险程度，初步明确了基于 THOR 假人的评估指标（表 5 – 11）。从表中可以看出，旋转脑损伤的评价指标（BrIC）及胸部最大压缩量指标的可信度还不高，需要进一步研究。可以预测，随着技术的发展和人体生物力学研究的深入，改进版的 THOR 假人有望成为载人航天领域乘员冲击过载损伤评估的重要工具或手段。

表 5 – 11　基于 THOR 假人的损伤评估参考值（IARV）

参数	短期航天		长期航天		IARV 置信水平（0 – 5）
	正常飞行	异常飞行	正常飞行	异常飞行	
头部损伤指标 HIC_{15}	340	470	340	470	4
头部旋转脑损伤标准 BrIC	0.04	0.07	0.04	0.07	2
颈部轴向拉伸力/N	880	1 000	760	860	4
颈部轴向压缩力/N	590	1 100	500	950	3
最大胸部变形/mm	25	32	25	32	2
肩部侧向力/N	2 700	3 300	2 700	3 300	4
髋部合力/N	1 600	2 900	1 200	2 200	3
胸部脊柱轴向压缩力/N	5 800	6 500	5 000	5 600	3
踝背屈力矩/（N·m）	18	31	14	23	3
踝内翻、外翻力矩/（N·m）	17	22	13	17	3
平均前臂外端速度/（m·s⁻¹）	8.1	10	8.1	10	3

注：1. 脊柱航天影响因子按 0.86 计算；2. 下肢航天影响因子按 0.75 计算。

BrIC 的计算公式为

$$\text{BrIC} = \sqrt{\left(\frac{\omega_x}{\omega_{xC}}\right)^2 + \left(\frac{\omega_y}{\omega_{yC}}\right)^2 + \left(\frac{\omega_z}{\omega_{zC}}\right)^2} \qquad (5-13)$$

式中：ω_x、ω_y、ω_z 分别为头部绕 X、Y、Z 轴的最大角速度；ω_{xC}、ω_{yC}、ω_{zC} 分别为头部角速度的临界值，大小分别为 66.3 rad/s、53.8 rad/s 和 41.5 rad/s。

5.7 飞船着陆冲击生理效应与评价标准

5.7.1 飞船返回过程及着陆冲击特征

飞船返回地面是航天飞行的最后阶段，也是环境最复杂、最恶劣的一段。飞船返回一般要经历脱离轨道、再入大气层、打开降落伞减速和地面着陆等过程。首先飞船从运行姿态调整到返回姿态，包括让轨道舱与返回舱脱离。然后，飞船以很高的速度（约 8 km/s）进入大气层，会与大气产生剧烈摩擦，产生几千摄氏度的高温，因此必须有先进的防热措施。进入黑障区后，周围产生的等离子气体层会屏蔽电磁波，使得返回舱暂时与地面失去联系，随着速度和高度的进一步降低，大约到 40 km 的高度时，飞船与地面的联系将会恢复。在再入过程中航天员要承受较大的过载，为了确保安全，这一过载必须被限制在人的耐受范围内。返回舱降入稠密大气层后（约 10 km 高度），回收控制系统开始工作，打开降落伞进一步减速；着地前（距离地面约 1 m），着陆缓冲发动机开始工作，使返回舱以很低的速度实现软着陆，确保航天员着陆安全。另外，还要通过导航技术保证落点精度，以便及时发现和搜救。

从上述飞船返回着陆过程可以总结出其着陆冲击的特点。一是在正常情况下，飞船采用降落伞和着陆缓冲发动机软着陆方式，着陆冲击过载较小，能够满足航天员的安全性要求。在返回过程中，低空风场对伞－舱系统（图 5-15）的运动特性及落地时返回舱的摆角、姿态、速度、角速度、过载等参数均产生影响。一般情况下，返回舱落地时的摆角不超过 10°。但是，风速和着陆瞬时返回舱的姿态具有随机性，这样可能会增加着陆冲

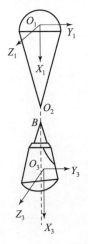

图 5-15 伞－舱系统

击过载。因此，飞船返回时对气象条件有一定的限制要求。例如，俄罗斯的"联盟"号飞船能够在平均风速不大于 15 m/s 的条件下正常着陆，并允许水上应急溅落，以确保航天员安全。二是在着陆缓冲发动机故障情况下，着陆冲击过载相对较大。在降落伞减速的基础上，必须利用其结构大底、座椅缓冲器、座椅赋型坐垫等缓冲作用，降低各个方向的冲击，使航天员经受的冲击符合安全性要求。三是在应急救生情况下，飞船可能降落在陆地上，也可能海上降落。一般来说，陆地降落着陆冲击峰值较高，作用时间较短，而海上降落与此相反。俄罗斯的"联盟"号飞船、我国的"神舟"号飞船均采用正常情况下陆地降落，应急情况下可能海上降落的设计模式，而美国的"阿波罗"号飞船采用正常情况下为海上降落，应急情况下考虑陆地降落的模式。不管采用哪种降落模式，着陆冲击过载必须满足航天员安全性要求。

5.7.2 人体着陆冲击耐力及其影响因素

5.7.2.1 着陆冲击对人体的影响

20 世纪 60 年代，Stapp 等利用火箭车进行人体 $+G_x$ 冲击试验，从 10g 开始，5g 递增至 35g。试验发现：超过 30g、1 000g/s 时，受试者出现血压下降、脉搏降低、呼吸浅快、面色苍白等休克症状，但休息 5 min 后能恢复正常。Beeding 的试验结果表明：人承受 40g、40 ms，增长率 2 139g/s 时发生休克，血压测不到，5 min 后才恢复到 70/40 mmHg，冲击后意识丧失约 0.5 min，主诉背部疼痛，因而住院治疗 5 天。Brown 利用滑轨车模拟"阿波罗"号飞船指挥舱着陆情况进行了大量的试验。试验中考虑了"阿波罗"号飞船正常着陆的垂直速度和风速的影响，也考虑了应急情况下降落在陆地上的可能性。79 名受试者取 24 种体位，共进行了 288 人次试验。结果表明：以胸背向 $+G_x$ 为主，伴有 $+G_y$ 和 $+G_z$，8 种体位，共 115 例。其中，胸背向伴有头—盆向 56 例，11~29g，930~1 990g/s，0.125~0.145 s 主诉胸痛，腹腔内脏移位，呼吸困难，头痛眩晕，四肢疼痛等；胸背向伴有侧向 35 例，16.3~30.7g，20~1 880g/s，0.125~0.145 s 主诉胸痛，呼吸困难，头痛眩晕，四肢疼痛等；胸背向伴有头—盆向 24 例，15~21g，其中仅 1 例在 20g，1 310g/s 0.140 s，1 例在 19g，1 390g/s，0.190 s 时主诉眩晕、视力模糊。从心律变化看，头—盆向分量越大心律变慢越明显。Weis 用垂直冲击塔做人体试验，承受胸背向、侧向及头—盆向夹角 45°的 7 种体位冲击过载，当过载为 26g，0.060 s，增长率 200~2 000g/s，主诉过性疼痛，有 4 例发生短暂的心电变化，不影响健康。

对于更高量级 $+G_x$ 的着陆冲击损伤效应，需要借助于动物进行试验研究。王玉兰等曾用犬进行试验得出以下结论： $+G_x$ 着陆冲击可以引起家犬肺脏、心脏出血性损伤及少数肝脾等损伤。胸部加速度峰值 G 小于 $30g$，50 ms 无伤；小于 $50g$，40 ms 轻伤；大于 $60g$，30 ms 出现可恢复性中等损伤。

大量的研究表明，低量级的冲击人是可以忍受的。一般来说，$10g$ 以下的冲击人体不会产生严重的生理反应。但是，高量级的冲击会对人体带来不利影响，甚至会威胁到人的健康和生命安全。高量级的冲击往往造成人体骨折损伤，其中脊柱损伤较为普遍，量级更高时可造成头部损伤，其后果极为严重。一般来说，当冲击过载值一定时，平行于人体脊柱方向的冲击过载造成的人体损伤，要比垂直于脊柱方向造成的人体损伤严重。例如，在航天返回过程中，对乘员的主要影响因素来自返回舱开伞冲击和着陆冲击。为了使冲击过载作用方向避开沿脊柱方向，乘员着陆体位设计为仰卧姿态。飞船返回着陆时不同于飞行员应急跳伞着陆，后者为飞行员乘降落伞直接接触地面，承受头—盆向冲击过载，其损伤主要发生在下肢、骨盆或脊柱；飞船返回舱着陆时，乘员以仰卧位束缚在座椅内随同座舱一同着陆，所承受的冲击过载以胸背向为主，同时伴随有头盆向和侧向冲击过载，较大的冲击过载可能引起肺、肝出血，软组织瘀血，更严重者可发生肝、脾、心脏及血管破裂等。但是，当飞船返回着陆时如果地面水平风速较大，也可能使得乘员头—盆向冲击过载值增高，这种情况下也可能出现脊柱损伤。在正常情况下，飞船返回舱由降落伞减速，并且在接近地面时缓冲火箭点火，使得返回舱接地瞬间的速度进一步降低，实现软着陆，从而确保乘员在着陆过程中的安全和健康。

为使人体冲击损伤程度达到量化，美国机动车辆交通医学会在 1971 年首次发表简明损伤等级（Abbreviated Injury Scale，AIS），并分别于 1976 年、1980 年、1985 年、2005 年提出了修订版。AIS2005 把损伤划分为 6 个等级：AIS1 为轻度损伤；AIS2 为中度损伤；AIS3 为重度损伤；AIS4 为严重损伤；AIS5 为危重损伤；AIS6 为死亡。救生环境中适用的损伤等级一般为 AIS3 ~ 4（引起严重后果，但是不危及生命）。

5.7.2.2　着陆冲击耐力标准

人体全身在三个轴向的耐受性各不相同。胸背方向（X）耐受性最高，侧向次之（Y），头足向最低（Z）。全身耐受的冲击加速度水平与加速度作用的时间历程有关。

美国航空航天标准 NASA – STD3000 NOLI/REV. A 规定飞船着陆冲击安全

设计要求：脉冲作用时间小于 1 s，±G_x 和 ±G_y 峰值均小于 20g，增长率小于 1 000g/s，±G_z 峰值小于 15g，增长率小于 500g/s。

苏联Г. Т. 别烈高沃依等著的《航天安全指南》中指出：冲击过载增长速度在 200～500g/s 范围内，当作用时间为 0.1～0.2 s 时，忍受极限相当于 20～22g，这个极限在横向加速度时明显提高。该指南规定：对人允许冲击过载当作用时间为 0.37 s 时，在胸—背方向达到 46g 和在背—胸方向达到 35g。在冲击过载增长速度为 2 000～3 000g/s，并且过载量超出 25～30g 时，可能产生全身振荡（抖动）以及局部损伤的不利症状。

我国对飞船着陆冲击人体耐力问题也进行了深入研究，王玉兰等在水刹车式冲击塔上进行了人体 +G_x 冲击试验。结果表明：人体胸部响应过载 15g，胸部轻度疼痛；人体胸部响应过载 20g，胸部中度疼痛；人体胸部响应过载 25g，胸部重度疼痛；人体胸部响应过载 26g，胸部重度疼痛，接近生理耐限水平。成自龙等分别对人体和猕猴进行了 +G_z 着陆冲击试验，经过试验和理论分析得出下列结论：峰值小于 14g，脉冲作用时间小于 50 ms，属于安全区；峰值 14～16g，脉冲作用时间 50～100 ms，属于轻伤区；峰值 16～21g，脉冲作用时间 100 ms，属于中伤区（需住院）；峰值大于 21g，脉冲作用时间大于 100 ms，属于重伤区。

Eiband 等通过大量试验，得出不同方向冲击加速度作用下人体能够耐受以及受损伤的区间范围（图 5 – 16、图 5 – 17）。这些曲线为飞船着陆冲击安全性评估提供了参考依据。

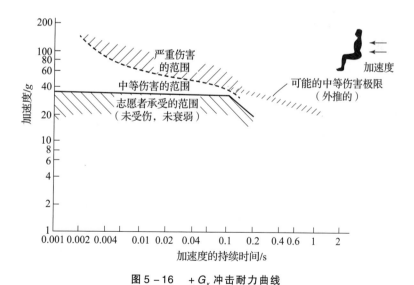

图 5 – 16　+G_x 冲击耐力曲线

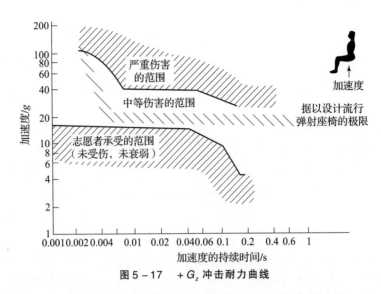

图 5-17　+G_z 冲击耐力曲线

飞船在非正常着陆情况下，着地时可能产生较高的冲击过载（20～50g），可能会造成人体局部损伤，如严重的头部损伤、脊柱损伤等。关于头部损伤程度的评估可采用国际上流行的头部损伤标准（HIC < 1 000）；关于脊柱损伤的评估可采用动态响应指数（DRI < 16）。当飞船着陆时同时受到 G_x、G_y 和 G_z 作用的情况下，可采用 Brinkley 动态响应模型计算损伤风险 β 值（$\beta < 1$）。

5.7.2.3　影响因素

影响人体冲击耐力的因素很多：首先最重要的是冲击过载的幅值，幅值越大，损伤就越严重；其次是作用时间。在一定的作用时间范围内，高峰值短作用时间的效应和低峰值长时间的效应相当，当作用时间超过一定限值后，人体损伤程度主要由加速度峰值决定；加速度增长率过高也是引起脊柱损伤的决定因素之一，当增长率超过 500g/s 时，人体头部和胸部将产生明显的动态超调；冲击过载作用的方向也有重要影响，方向越趋近于人体纵轴向（脊柱方向），引起的人体反应或损伤越严重。年龄也是影响人对冲击耐受性的重要因素，年龄越大，耐受性越低。其原因是随年龄增加，人的骨质发生退行性变化，其骨强度下降，更容易发生骨折损伤。在中长期航天（飞行时间超过一个月）情况下，由于人长期处于失重或微重力环境中，骨骼系统出现骨钙脱失，严重时类似于地球上的骨质疏松症，即使在没有受到较大外力冲击的情况下，也可能使得在空间作业、星际旅行或返回地面日常活动过程中出现骨折的风险增加。因此，长期处于失重或微重力环境中，也会使人体对冲击的耐力降低。

5.7.3 长期空间站驻留后航天员着陆冲击耐力分析

最新颁布的 NASA3001 标准规定使用 Brinkley 动态响应模型（the Brinkley Dynamic Response Criterion，BDRC）进行瞬时直线加速度（包括着陆冲击、开伞冲击等）损伤风险的评估，在计算动态响应的 β 值时已经考虑了长期失重因素的影响。使用 Brinkley 动态响应模型的条件如下：

（1）加速度持续时间小于或等于 0.5 s 的加速度（如离地升空、发射中止、着陆冲击、降落伞展开）。

（2）束缚系统至少应包括骨盆束缚、躯干束缚以及抗下潜约束等，提供乘员的束缚不低于传统 5 点约束。

（3）合适的预先拉紧约束以消除松弛。

（4）座椅和人体之间没有间隙（或者束缚系统和人体之间，包括服装充气的情况）。

（5）座椅填充物或坐垫应避免将传递给乘员的瞬时直线加速度放大。

（6）服装不能改变人体的固有频率和阻尼。

（7）座椅乘员的头部通过飞行头盔进行保护。头盔质量必须小于 2.3 kg，必须包含衬垫并通过 ANSI Z－90 或相当的标准（美国国家标准学会，1992）。

（8）要求应用 Brinkley 模型的所有事件期间全部乘员都类似地被约束。

如果满足上述条件，Brinkley 动态响应模型就可以有效地使用；按照下式计算损伤风险 β 值，必须限定 $\beta \leqslant 1.0$，即

$$\beta = \sqrt{\left(\frac{\mathrm{DR}_x(t)}{\mathrm{DR}_x^{\lim}}\right)^2 + \left(\frac{\mathrm{DR}_y(t)}{\mathrm{DR}_y^{\lim}}\right)^2 + \left(\frac{\mathrm{DR}_z(t)}{\mathrm{DR}_z^{\lim}}\right)^2} \qquad (5-14)$$

式中：$\mathrm{DR}_x(t)$，$\mathrm{Dr}_y(t)$，$\mathrm{DR}_z(t)$ 使用 Brinkley 动态响应模型计算。

三个轴中每个轴的无量纲动态响应由下式给出：

$$\mathrm{DR} = \omega_n^2(x/g) \qquad (5-15)$$

式中：x 为动态系统（座椅和人体组成的）沿每个轴的弹性变形，并且通过下式得出：

$$\ddot{x} + 2\xi\omega_n\dot{x} + \omega_n^2 x = A \qquad (5-16)$$

式中：A 为测量的加速度，沿每个轴向在座椅上测量，因为座椅的轴不是惯性坐标系，所以必须根据角运动的直线成分考虑旋转加速度的影响；g 为重力加速度；$\ddot{x}$ 为在惯性坐标系中乘员的加速度；$\dot{x}$ 为乘员在座椅坐标系中的相对速度；x 为乘员身体相对于座椅坐标系中的相对位移（正值代表身体压缩）；ξ 为表 5－12 中定义的阻尼系数比；ω_n 为表 5－12 中定义的动态系统的无阻尼自然频率。

表 5 −12　Brinkley 模型系数

系数	x		y		z	
	眼球向外	眼球向内	眼球向左	眼球向右	眼球向上	眼球向下
	$x < 0$	$x > 0$	$y < 0$	$y > 0$	$z < 0$	$z > 0$
ω_n	60.8	62.8	58.0	58.0	47.1	52.9
ξ	0.04	0.2	0.09	0.09	0.24	0.224

损伤风险 β 值的计算步骤如下：

（1）寻找临界点沿每个轴 t 时刻的加速度。

（2）求解二次微分方程式（5 −16）得到乘员的位移（x）。

（3）利用式（5 −15）得到每个轴的 t 时刻动态响应（DR(t)）。

（4）先使用表 5 −13 中的低风险 DR 限值（长期失重下或者非失重下）。

（5）使用式（5 −14）、低风险 DR 限值及每时刻的动态响应计算 β。

（6）按时间增量重复计算直到得出 β 最大值为止。

（7）如果 $\beta \leqslant 1.0$，那么加速度满足 Brinkley 低风险标准。如果 β 最大值大于 1.0，则选择应用表 5 −13 中的中风险 DR 限值，并重复步骤（5）和（6）。

（8）如果 $\beta \leqslant 1.0$，那么加速度满足 Brinkley 中度风险标准。如果 β 最大值大于 1.0，则选择应用表 5 −13 中的高风险 DR 限值，并重复步骤（5）和步骤（6）；

（9）如果 $\beta \leqslant 1.0$，那么加速度满足 Brinkley 高度风险标准。如果 β 最大值大于 1.0，则加速度超过 Brinkley 高风险标准。

表 5 −13　动态响应限值

损伤风险水平	DR_x^{lim}		DR_y^{lim}		DR_z^{lim}	
	眼球向外	眼球向内	眼球向左	眼球向右	眼球向上	眼球向下
	$DR_x < 0$	$DR_x > 0$	$DR_y < 0$	$DR_y > 0$	$DR_z < 0$	$DR_z > 0$
长期失重下低风险	−28	35	−14[−15]*	14[15]*	−11.5	13
非失重下低风险	−28	35	−14[−15]*	14[15]*	−13.4	15.2

损伤风险水平	DR_x^{lim}		DR_y^{lim}		DR_z^{lim}	
	眼球向外	眼球向内	眼球向左	眼球向右	眼球向上	眼球向下
	$DR_x < 0$	$DR_x > 0$	$DR_y < 0$	$DR_y > 0$	$DR_z < 0$	$DR_z > 0$
长期失重下中风险	−35	40	−17[−20]*	17[20]*	−14.1	15.4
非失重下中风险	−35	40	−17[−20]*	17[20]*	−16.5	18.0
长期失重下高风险	−46	46	−22[−30]*	22[30]*	−17.5	19.5
非失重下高风险	−46	46	−22[−30]*	22[30]*	−20.4	22.8

注：" * "表示表中［·］的数值假设使用了侧向支撑（限制侧向身体运动）。

在时间小于或等于 0.5 s 的加速度（如名义上的上升段、发射中止、着陆冲击及降落伞展开）条件下，动态响应模型提供了一种针对名义的或偏离名义的失败或多种失败事件中的损伤风险评价方法。在所有情况下期望动态响应限值 β 处于低水平（约 0.5%）。如果航天员保护原则没有适当地应用，并且或多重偏离名义的失败发生，那么载荷可能产生中度风险（约 5%）或高风险（约 50%），造成持续的严重损伤或丧失能力的损伤。

使用 Brinkley 动态响应模型限值填补了针对长期失重的航天员安全评价的空白。从表 5−13 可以看出，在长期失重和非失重条件下，人体在 X 和 Y 方向上的动态响应限值相同，而在 Z 方向上长期失重下动态响应限值降低，约 14%。换言之，在 X 和 Y 方向上长期失重的影响可以忽略不计，重点应考虑在 Z 轴方向的耐力降低问题。为了使问题简化，这里采用一个比例因子的形式（称为失调因子），表征长期航天驻留（失重环境）对航天员着陆冲击耐力的影响。失调因子可以定义为长期空间驻留后脊椎骨或下肢骨的强度与飞行前脊椎骨或下肢骨强度的比值。失调因子是一个比例系数，其与长期空间驻留后椎骨—股骨、胫骨等骨密度（BMD）丢失密切相关。国际空间站研究结果表明：乘员股骨和胫骨的失调因子 $\phi = 0.75$；乘员脊柱的失调因子 $\phi = 0.86$。

上述失调因子是从典型的国际空间站长期探索任务（空间驻留持续时间一般在 6 个月左右）中发生的航天员 BMD 变化中推算出来的。但是，由于有限的任务持续时间，这些失调因子比较适合于不大于 6 个月的任务，更长时间连续空间驻留下的失调因子仍需要进一步研究。

第 6 章

冲击性旋转加速度生理效应与防护

在机动车碰撞事故中或飞船着陆过程中，头部可发生突然的旋转运动，产生较高的冲击性旋转加速度。这种加速度可引起不同程度的颈部损伤和/或脑损伤。

|6.1　冲击性旋转加速度的生理效应|

一般情况下，人体躯干部位有很好的束缚固定，在突然减速或加速的环境中，头部会发生剧烈的旋转运动，往往可引起不同程度的脑损伤。头部在冲击下进行角加速度运动时，可产生脑组织相对颅骨的旋转运动。在此过程中，整个脑和颅骨之间产生旋转摩擦，各层之间的脑组织都会受到牵拉和剪切，结果形成局部和广泛的脑损伤。Ommaya等对造成弥散性脑损伤和硬膜下血肿的旋转加速度进行了研究。除了对志愿者和尸体头部旋转加速度进行了测量外，对灵长类动物的旋转加速度也进行了测量，并对由此导致的损伤进行了评估。试验结果表明：角加速度大小及相应的损伤限度与头部的质量有关。因此，根据灵长类动物的测试结果，通过比例缩放得到了人类的耐受限度。

头部的旋转运动还可能造成不同程度的颈部损伤。例如，车辆交通事故中，颈部软组织损伤一直是最经常发生的脊柱损伤。颈部损伤的症状从颈部疼痛、麻木、视觉紊乱、神经缺陷到关节错位、椎骨骨折等。

|6.2　冲击性旋转加速度的耐力|

表 6 - 1 给出了不同脑损伤下常用的旋转角速度和角加速度耐受限度。

表 6 - 1　大脑的旋转角速度和角加速度的耐受限度

耐受限度	脑损伤类型	参考文献
50% 的可能性： 角加速度等于 1 800 rad/s², $t < 20$ ms 角速度等于 30 rad/s, $t \geqslant 20$ ms	脑震荡	Ommaya 等（1967）
角加速度小于 4 500 rad/s² 和（或）角速度小于 70 rad/s	桥静脉的撕裂伤	Lowenhielm（1975）
角加速度大于 2 000 rad/s²，且小于 3 000 rad/s²	脑表层剪切	Advani 等（1982）
角速度小于 30 rad/s 时： 安全，角加速度小于 4 500 rad/s² AIS5，角加速度大于 4 500 rad/s² 角速度大于 30 rad/s 时： AIS2，角加速度等于 1 700 rad/s² AIS3，角加速度等于 3 000 rad/s² AIS4，角加速度等于 3 900 rad/s² AIS5，角加速度等于 4 500 rad/s²	一般	Ommaya 等（1984）

此外，为了将平移加速度和旋转加速度联合起来，Newman 等提出了颅脑损伤耐限的通用加速度模型（GAMBIT）。计算公式为

$$\text{GAMBIT} = \left[\left(\frac{a(t)}{a_c} \right)^n + \left(\frac{\ddot{\Phi}(t)}{\ddot{\Phi}_c} \right)^m \right]^{1/k} \qquad (6 - 1)$$

式中：$a(t)$ 和 $\ddot{\Phi}(t)$ 分别为平移加速度和旋转加速度；a_c 和 $\ddot{\Phi}_c$ 分别为人体所能承受的这两种加速度的临界值；n，m，k 均为常数。

在现有数据基础上，用统计分析和计算机模拟的方法来拟合公式中的常数，Kramer 等给出了如下公式：

$$\text{GAMBIT} = \left[\left(\frac{a(t)}{250} \right)^{2.5} + \left(\frac{\ddot{\Phi}(t)}{25} \right)^{2.5} \right]^{1/2.5} \qquad (6-2)$$

式中，$a(t)$ 和 $\ddot{\Phi}(t)$ 的单位分别为 g 和 krad/s^2。

当 GAMBIT 为 1.0 时，代表遭受不可逆的颅脑损伤的可能性为 50%。非接触头部碰撞的 GAMBIT 值应低于 0.62。

|6.3 冲击性旋转加速度的防护措施|

采取有效缓冲措施，减少作用在头部的冲击惯性力都可以降低旋转加速度的作用，从而保护颅脑免于损伤或降低损伤程度。

（1）降低头盔重量和偏心距。在碰撞期间，头盔可对头部起到很好的保护作用，但其重量和偏心距要控制在一定范围内，否则会增加颈部的负荷，包括惯性力和力矩，容易引起颈部损伤。

（2）使用主动头枕。在发生后碰撞前，启动主动头枕系统工作，减少头部和头枕的距离，从而有效防止头颈部过度向后伸展，避免或降低头颈部"挥鞭伤"的发生率。

（3）约束系统及周围结构防撞设计。利用约束限动适度固定躯干等部位，对周围结构采取缓冲吸能设计，防止旋转过程中人体被甩出，避免发生二次碰撞损伤，同时防止四肢甩打伤。

参 考 文 献

［1］沈羡云，薛月英．航天重力生理学与医学［M］．北京：国防工业出版社，2001．

［2］吴兴裕．航空航天生物动力学［M］．西安：陕西科学技术出版社，1999．

［3］孙喜庆，姜世忠．航空航天生物动力学［M］．西安：第四军医大学出版社，2013．

［4］Kai‐Uwe Schmitt，Peter Niederer，Markus Muser，et al. Trauma Biomechanics：Accidental injury in traffic and sports［M］. Springer，2007，09．

［5］［瑞士］施密特，等．汽车与运动损伤生物力学［M］．曹立波，等译．北京：机械工业出版社，2012．

［6］Stapp J P. Human tolerance to deceleration summary of 166 runs［J］. J. Aviation Med，1951，22‐24．

［7］Bedwell T C. et al. Bioastronautics and the exploration of space［J］. AD‐627686，1966：485‐520．

［8］马萨·别拉科夫斯基，塔康·布列乌斯，奥维·沃洛申，等．载人火星探索与火星‐500项目［J］．载人航天，2011（4）：1‐7．

［9］高滨．国外载人航天器回收着陆技术的进展［J］．航天返回与遥感，2009，30（2）：1‐9．

［10］沈祖炜．返回舱和着陆系统设计的新理念［J］，航天返回与遥感，2005，26（3）：5‐9．

［11］Stapp J P. Space cabin landing impact vector effects on human［J］. Aerospace Med，1964，35：1117‐1132．

［12］Beeding J. Space cabin landing impact vector effects on human physiology，Aerosp［J］. Med. 1964（35）：1117‐1132．

［13］Brown W K. Human response to predicted Apollo landing impacts in selected body orientations［J］. Aerospace Med，1966，37：394‐398．

［14］Weis E B. Human response to several impact acceleration orientations and

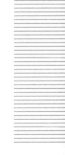

patterns ［J］. Aerospace Med, 1963, 34: 1122 – 1129.

［15］ 王玉兰, 成自龙, 王连贵, 等. 着陆冲击生物效应及动态响应特点研究 ［J］. 航天医学与医学工程, 1990, 3 (1): 32 – 37.

［16］ 王玉兰, 成自龙, 韩延方, 等. 人体对胸背向 ($+G_x$) 着陆冲击反应特点的研究 ［J］. 航天医学与医学工程, 1992, 5 (2): 96 – 100.

［17］ 刘炳坤, 王宪民, 王玉兰, 等. 人体对模拟着陆冲击动态响应特性研究 ［J］. 航空学报, 1999, 20: 68 – 70.

［18］ 刘炳坤, 王宪民, 王玉兰, 等. 人体卧姿着陆冲击动态响应特性研究 (英文版) ［J］. 航天医学与医学工程, 2003, 16 (1): 5 – 9.

［19］ 刘炳坤, 王宪民, 王玉兰, 等. 不同体位着陆冲击时动态响应 ［J］. 航天医学与医学工程, 2001, 14 (2): 121 – 123.

［20］ Liu B K, Ma H L, Jiang S Z. Dynamic responses to landing impact at different key segments in selected body positions ［J］. Aerospace Science and Technology, 2008, 12 (4): 331 – 336.

［21］ Liu B K, Ma H L, Jiang S Z, et al. Simulation analysis of human neck injury risk under high level landing impact ［J］. International jouranl of crashworthiness, 2009, 14 (6): 585 – 590.

［22］ 刘炳坤. 冲击损伤生物力学研究进展 ［J］. 航天医学与医学工程, 1999, 12 (1): 62 – 66.

［23］ Ma Honglei, Liu Bingkun, Jiang, Shizhong, et al. Simulation analysis for the safety protection of cervical vertebra under unusual landing impact ［J］. International Journal of Crashworthiness, 2011, 16 (5): 469 – 473.

［24］ 刘炳坤, 马红磊, 姜世忠, 等. 非正常着陆冲击人体损伤机理仿真分析 ［C］//西北地区第八届航空航天医学学术会议论文集, 2006.

［25］ 刘炳坤, 马红磊, 姜世忠, 等. 人体颈部和腰部脊柱节段压缩生物力学性能研究 ［J］. 航天医学与医学工程, 2007, 20 (5): 336 – 338.

［26］ Gennarelli T A, Wodzin E. Abbreviated injury scale (AIS) 2005, Barrington, I L. Assoc. Adv. Automot. Med. 2005.

［27］ NASA – STD3000 NOLI/REV. A

［28］ ［苏］Г. Т. 别烈高沃依, 等. 航天安全指南 ［M］. 孙治邦, 等译. 北京: 航空工业出版社, 1991.

［29］ 成自龙, 韩延方, 曾文艺, 等. 人体坐姿着陆冲击 ($+G_z$) 耐限区间的研究 ［J］. 航天医学与医学工程, 1997, 10 (5): 340 – 343.

［30］ Eiband A M. Human tolerance to rapidly applied accelerations: A summary of the literature［J］. NASA Memorandum, 1959, 5 – 19 – 59E.

［31］刘炳坤，马红磊，姜世忠. 人体对冲击加速度耐受限度研究进展［J］. 生物医学工程学杂志，2010，27（2）：444 – 447.

［32］刘炳坤，祝郁，马红磊，等. 碰撞环境中乘员颈部损伤标准及防护方法评述［C］//中国航空航天救生技术学术会议，2010.

［33］NASA – STD – 3001, NASA space flight human – system standard, Volume 2：Human factors, habitability, and environmental health. 2011.

［34］NASA – STD 3001, NASA SPACE FLIGHT HUMAN – SYSTEM STANDARD, VOLUME 2：HUMAN FACTORS, HABITABILITY, AND ENVIRONMENTAL HEALTH. 2014.

［35］Cyril M Harris, Charles E Crede. Shock and vibration handbook［J］. Kingsport press, second edition. 1976, 4448 – 4451.

［36］Cynthia A Evans, Julie A Robinson, Judy Tate – Brown, et al. International space station science research accomplishments during the assembly years：An analysis of results from 2000 – 2008, NASA/TP – 2009 – 213146 – REVISION A, 2009, 120 – 155.

［37］Fitts R H, Riley D R, Widrick J J. Functional and structural adaptations of skeletal muscle to microgravity［J］. J. Exp. Biol. , 2001（204）：3201 – 3208.

［38］Spaak J, Sundblad P, Linnarsson D. Impaired pressor response after space flight and bed rest：evidence for cardiovascular dysfunction［J］. Eur. J. Appl. Physio. , 2001（l85）：49 – 55.

［39］Nicogossian A E. Space Physiology and Medicine［M］. Pennsylvania, Lea & Febiger, 1994.

［40］Somers J T, Gohmert D, Brinkley J W. Application of the Brinkley dynamic response criterion to spacecraft transient dynamic events. NASA/TM – 2013 – 217380, 2013.

［41］Air Accidents Investigation Branch, Report on the Accident to Boeing 737 – 400 – G – OBME near Kegworth Leicestershire on 8 January, 1989. Aircraft Accident Report No. 4/90（EW/C1095）［R］, Department Transport, U K, August 1990.

［42］Melvin J, Shaw T. Facial Injury Assessment Techniques［C］//12th International Conference on Experimental Safety Vehicles, 1989.

［43］White Jr R P, Zhao Y, et al. Development of an Instrumented Biofidelic Neck for the NHTSA Advanced Frontal Test Dummy［C］//Fifteenth International Conference on Experimental Safety Vehicles, Conference paper #96 – S10 – W – 19, 1996 a.

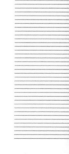

［44］ White Jr R P, Rangarajan N, et al. Development of the THOR Advanced Frontal Crash Test Dummy ［C］//34th Annual SAFE Symposium, Conference paper, 1996 b.

［45］ Cavanaugh J, Nyquist G W, Goldberg S J, et al. Lower Abdomen Impact Tolerance ［C］//Thirtieth Stapp Car Crash Conference Proceedings, 1986.

［46］ Reynolds H M, Snow C C, Young J W. Spatial Geometry of the Human Pelvis ［R］. Memorandum report no. AAC – 119 – 81 – 5. Civil Aeromedical Institute, Federal Aviation Administration, Oklahoma City, 1981.

［47］ McConville J T, Churchhill T D, Kaleps I, et al. Anthropometric Relationships of Body and Body Segment Moments of Inertia ［R］. AMRL – TR – 80 – 119. Aerospace Medical Research Laboratory, Wright – Patterson AFB, Ohio, 1980.

［48］ Horsch J, Patrick L. Cadaver and Dummy Knee Impact Response ［C］//20th Stapp Car Crash Conference Proceedings, 1976.

［49］ Jeffrey T S, Nathaniel Newby, Charles Lawrence, et al. Investigation of the THOR anthropomorphic test device for predicting occupant injuries during spacecraft launch aborts and landing ［J］. Frontiers in bioengineering and biotechnology, 2014, 2: 1 – 23, doi: 10. 3389/fbioe. 2014. 00004.

［50］ Guo H Z, et al. Preliminary report on a new anti – G maneuver ［J］. Aviation Space Environment Medicine, 1988, 59: 968 – 970.

［51］ 薛月英, 由广兴, 吴斌, 等. 抗 + G_x 作用呼吸动作和训练方法的研究 ［J］. 航天医学与医学工程, 2002, 15 (6): 402 – 405.

索 引

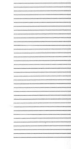